Annette Maria Rieger

WALD BADEN

ORTE ZUM KRAFT TANKEN IN BADEN-WÜRTTEMBERG

belser

BILDNACHWEIS

Alle Fotografien stammen von der Autorin Annette Maria Rieger, außer:

© Auswandererfamilie Nill (Watertown, NY, USA) 85; © Bildagentur Zoonar GmbH/Shutterstock 22; © Birute Vijeikiene/Adobe Stock 10/11, 133; chery 130 li.; © Dieter Buck 23; © Dietrich Leppert/Shutterstock 126; © Erich Ruck/Fotocommunity 120; © FMB/Shutterstock 90/91; © FVG Schwäbischer Wald 115; © Gerhard Elsner 79 li.; © Heiko Fischer 74/75, 76, 80, 81, 82, 83, 84, 86/87, 98; © Hochschwarzwald Tourismus GmbH 67; © Karl-Heinz Kuball 144; © Kostiantyn/Shutterstock 24; © Manuel Schönfeld/Adobe Stock 108/109; © Mathias Goedeker/Shutterstock 94; © Oleg_Mit/Shutterstock 21; Panoramio 114; © Paul Aniszewski/Shutterstock 44/45; Petr Filippov 130 re.; © Roxana Bashyrova/Shutterstock 56; Schoschi 66; © Stadt Bad Herrenalb 51; © Stefan Bossow 106/107; © Uellue/Shutterstock 64; Willow 135; www.naturespicsonline.com 49; Zottie 25

Der Verlag hat sich um die Beachtung der gesetzlichen Vorschriften bezüglich Copyright bemüht. Wer darüber hinaus noch annimmt, Ansprüche geltend zu machen, wird gebeten, sich an den Verlag zu wenden.

IMPRESSUM

Bibliografische Informationen der Deutschen Nationalbibliothek.
Die Deutsche Nationalbibliothek verzeichnet diese Publikation in der Deutschen Nationalbibliografie; detaillierte bibliografische Daten sind im Internet über http://www.dnb.ddb.de abrufbar.

© 2019 by Chr. Belser Gesellschaft für Verlagsgeschäfte GmbH & Co. KG, Stuttgart.
Alle Rechte vorbehalten.

Projektleitung und Redaktion: Dirk Zimmermann
Gestaltung: Johanna Urban
Gesamtherstellung: Print Consult, München
Printed in the EU

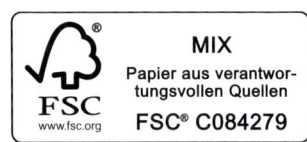

ISBN 978-3-7630-2832-0

INHALT

Sich mit allen Sinnen ergreifen lassen	**5**
Bodensee und Oberschwaben	**10**
Einführung	13
Aachried	15
Römerbrunnenweg	19
Mindelsee	22
Josefslust	27
Brunnenholzried	31
Die Rheinauen in der Oberrheinischen Tiefebene	**34**
Einführung	37
Taubergiessen	39
Der Schwarzwald	**44**
Einführung	47
Waldachtal	49
Murgtal	53
Herrenwieser Wurzelweg	55
Kaltenbronn	59
Kniebis	63
Zweribach	67
Menzenschwand	71
Schwäbische Alb	**74**
Einführung	77
Lenninger Tal	81
Nehren	85
Neckarland rund um Stuttgart	**88**
Einführung	91
Holderstein	93
Olgahain	97
Glemswald	99
Keltenhügel	103
Schwäbischer Wald	**106**
Einführung	109
Annasee	111
Murrhardter Wald	115
Schmerachklinge	117
Kraichgau und Odenwald	**124**
Einführung	127
Ungeheuerklamm	129
Hollerbachtal	134
Odenwaldlehrpfad	137
Weitere Informationen	**142**
Die Autorin	**144**

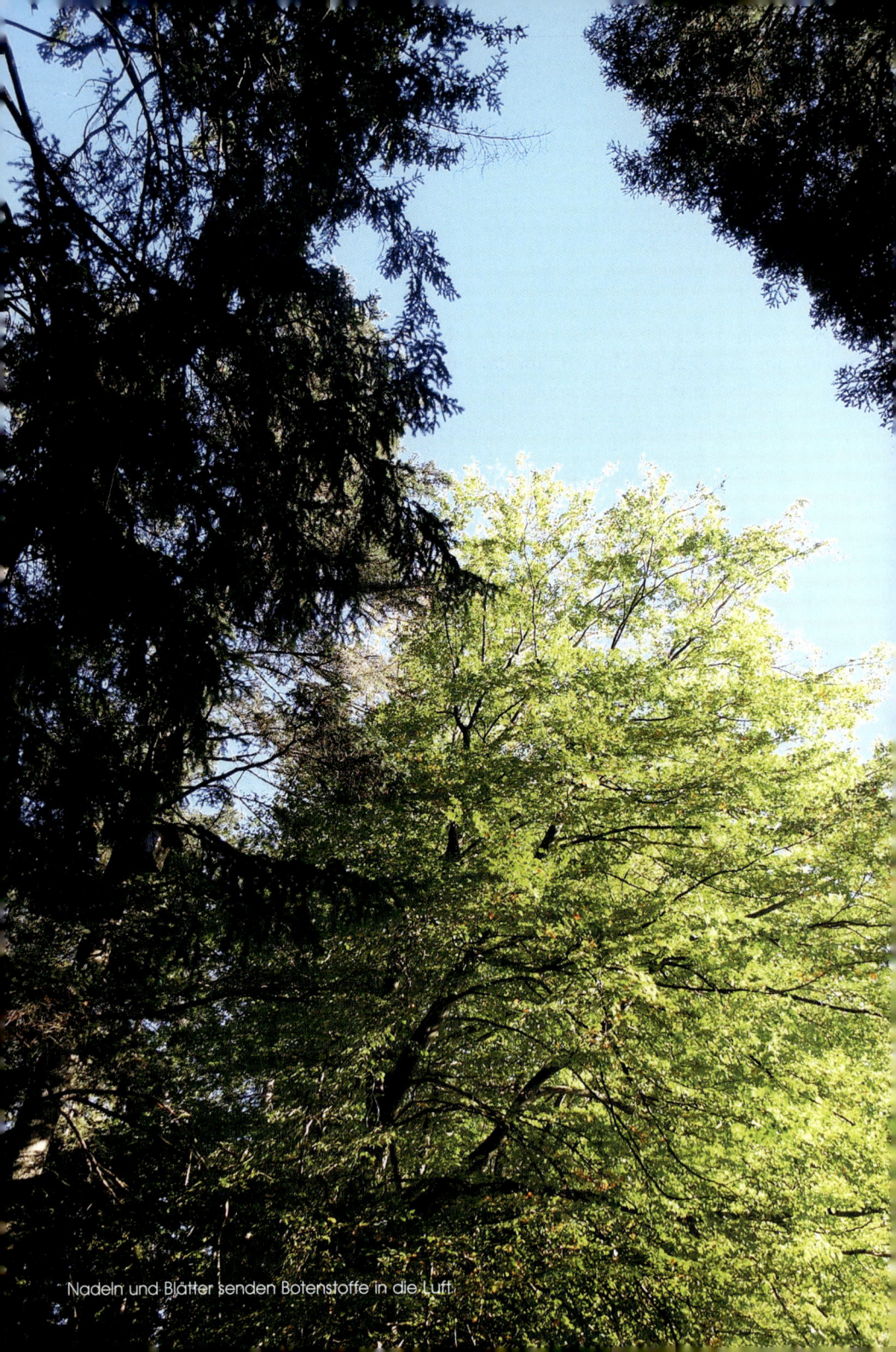

Nadeln und Blätter senden Botenstoffe in die Luft.

SICH MIT ALLEN SINNEN ERGREIFEN LASSEN

Manchmal muss man einen Wink vom anderen Ende der Welt bekommen, um das ganz Besondere in dem zu erkennen, was man seit Jahr und Tag ganz alltäglich nutzt. Im Wald etwa, der in Baden-Württemberg rund 40 Prozent der Gesamtfläche des Landes bedeckt, und der aus japanischer Sicht ein riesengroßer Therapieort sein dürfte.

Was Naturliebhaber und Waldfreunde hierzulande schon immer wussten, haben Forscher der Nippon Medical School Tokio jetzt auch wissenschaftlich belegt: „Baden in Waldluft" kann so heilsam sein. Es wirkt sich positiv auf die Atemwege und den Stoffwechsel aus, stärkt Herz, Kreislauf und das Immunsystem und hilft bei depressiven Verstimmungen, psychischem Stress und seelischen Belastungen.

Einladung zur Wiederentdeckung des Waldes

Nun will dieses Buch keinesfalls japanische Erkenntnisse auf hiesige Verhältnisse übertragen. Es will vielmehr dazu einladen, die heimischen Wälder mit ihrem großen Reichtum an ätherischen Ölen und spezifischen Reizmustern wiederzuentdecken. Und es will daran erinnern: Ein Spaziergang im Wald bringt innere Ruhe und Klarheit, ist hilfreich bei Erkältungen und Verstimmungen, lindert nervöse Beschwerden und bringt wieder ins Reine mit sich selbst.

Wälder ziehen in ihren Bann und markieren bis heute im Märchen die Schwelle zur Anderswelt. In der Frühzeit war der Wald ein lebensfeindlicher Ort, der gerodet werden musste. Er war aber auch heilige Stätte und später Lebensgrundlage von Generationen von Holzfällern, untrennbar verbunden mit dem Haus-, Berg- und Schiffbau. Bis heute ist er Lieferant des wertvollen Rohstoffes Holz und zugleich ein Sehnsuchtsort, den der Tourismus erschließt.

Die Bäume waren lange vor den Menschen da und haben diesen ganz Entscheidendes voraus: Sie können mehrere hundert Jahre alt werden. Das allein schon spricht für ihre Abwehrkräfte gegenüber Schädlingen und Schadstoffen, mit denen sie sich am immer selben Platz behaupten. Zugleich relativiert sich der Begriff von Zeit ganz entscheidend, wenn man sich vergegenwärtigt, wie kurz der Mensch im Vergleich zum Wald doch erst auf Erden weilt. Und wie viel länger ein Baumleben im Vergleich zum Menschenleben dauern kann. Bäume vermitteln immer auch den Aspekt der Zeitlosigkeit, der wie von selbst entschleunigt. Denn eins ist gewiss: Sie haben mehr erlebt als jeder Mensch und halten dabei extremen Belastungen stand.

Nicht immer ist der Wald durchweg stark, gesund und schön. Auch Bäume leiden unter schlechter Behandlung, schädlichen Umwelteinflüssen, extremen Wetterlagen.

Wenn Sie genau hinschauen, erkennen Sie auch viele geschwächte Bäume im Wald und sehen, wie Werden und Vergehen in einem ewigen Kreislauf zusammenhängen.

Geschichte vor unserer Zeit

Der Wald hat eine uralte Geschichte, die mit menschlichem Verstand kaum zu fassen und doch Jahresring um Jahresring belegt ist. Dort, wo sie sichtbar zutage tritt wie etwa in den dunkelgrauen Wänden der Schmerachklinge im Schwäbischen Wald, vergegenwärtigt sich die Einsicht: Es gibt eine Wirklichkeit, die unabhängig vom Menschen existiert – und die schon lange vor ihm Form und Gestalt angenommen hat.

Wälder werden vom Klima und Bodenbeschaffenheit der jeweiligen Region geprägt. Die Auwälder voller Pappeln und Weiden in der Rheinebene haben einen ganz anderen Charakter als die von Nadelbäumen dominierten Wälder im Alpenvorland. Im Odenwald sind mehr lichtsuchende Lärchen zu finden als anderswo, und auf der Alb ist nach wie vor die Buche der bestimmende Baum im Wald. Mit seiner Vielfalt ganz unterschiedlicher Wälder stellt das Waldland Baden-Württemberg jeden Erholungsuchenden vor die freie Wahl: In welchen Wald wollen Sie am liebsten eintauchen? Welche Baumarten sagen Ihnen am meisten? Zieht es Sie mehr in den dunklen, mythischen Schwarzwald auf Mittelgebirgs-Höhen oder in den Kraichgau mit seinen Hohlgassen, der in einer tiefgelegenen Mulde liegt? Oder ist Ihnen nach einem Gang zwischen eleganten Birken in den Moor- und Riedlandschaften Oberschwabens zumute?

Sinnliche Eindrücke als Schlüssel

Handfeste (Forst-)Fakten, öko-philosophische Betrachtungen und mythologische Hinweise in diesem Buch haben das eine Ziel: Die Ermutigung zum ganz individuellen Einstieg in Ihr Waldbad. Lassen Sie sich als Waldgänger von sinnlichen Eindrücken ergreifen, begegnen Sie Pflanzen und Tieren mit der gebührenden Achtsamkeit. Gönnen Sie sich kleine Fluchten abseits der gewohnten Pfade des Alltags. Lassen Sie sich ganz bewusst auf die Begegnung mit jahrhundertealten Baum-Persönlichkeiten ein. Lernen Sie sich selbst in der ursprünglichen Umgebung eines Bannwalds kennen und vertiefen Sie die Beziehung zu Bäumen, die Sie außergewöhnlich finden.

Jeder Wald hat seine ganz eigenen Reize. Aus rein wissenschaftlicher Perspektive hat der Schwarzwald die meisten Terpene zu bieten und empfiehlt sich damit ganz besonders. Doch genauso beglückend kann ein Ausflug in den Mischwald Ihrer Kindheit sein, der Sie wieder auf die Spur fast vergessener Abenteuer bringt oder zu den

Wurzeln altvertrauter Bäume führt. Die Entdeckung unvergleichlicher Eichen-Persönlichkeiten im Glemswald ganz nah bei Stuttgart oder das Wagnis einer Exkursion ohne festen Plan in den abwechslungsreichen Schwäbischen Wald ist jederzeit möglich – und für jeden frei zugänglich.

Klimatische Besonderheiten sorgen für regionale Unterschiede

Eins haben alle Wälder in Baden-Württemberg gemeinsam: Sie sind Teil einer Kulturlandschaft und über die Jahrhunderte vom Menschen geprägt. Hintergrundinformationen zu historischen, geologischen und klimatischen Besonderheiten bieten beispielsweise das Nationalparkzentrum Ruhestein im Nordschwarzwaldwald und die sechs Naturschutzzentren im Lande. Neben dem Südschwarzwald und dem Schwarzwald Mitte/Nord bieten die als Naturpark ausgewiesene Regionen Neckartal-Odenwald, Schwäbisch-Fränkischer Wald, Stromberg-Heuchelberg, Obere Donau und Schönbuch eine gewisse Orientierung. Wer hier die jeweils typischen Wälder sucht, der ist in den Bannwäldern richtig.

Generell lässt sich jeder Wald zur Therapie empfehlen. Denn jede Waldluft ist nahezu staubfrei. Nur in den Bergen und am Meer ist die Luft ähnlich staubarm wie im Wald. Dabei leistet jede einzelne Tannennadel und jedes Buchenblatt Enormes: Ununterbrochen filtern sie Staub, Bakterien und Pilze aus der Luft. Im Hochschwarzwald sorgen der Thermo-Ausgleich und die Vitamin-D-Synthese obendrein für eine ganz eigene Qualität.

Die Heilkraft der Waldluft und die therapeutische Wirkung der Nadelbäume

Ausschlaggebend für das ‚klassische Waldbad' sind die naturstofflichen Terpene. Diese Terpene, die hauptsächlich in den ätherischen, duftenden Ölen von Nadelbäumen enthalten sind, übermitteln auf chemischem Wege Botschaften im Ökosystem Wald, die einzelne Bäume vor Invasoren schützen sollen. Folglich ist der Schwarzwald mit seinen Nadelwäldern ganz besonders geeignet fürs Waldbaden. Doch auch Laubbäume übermitteln diese chemische Substanz. Und letzlich gilt: Jeder Wald ist ein guter Wald und der Gesundheit förderlich.

Für eine Verschnaufpause in Städten mag beispielsweise die Platanenallee in Tübingen oder der Rosensteinpark in Stuttgart völlig ausreichen. So richtig wirksam wird das Waldbad als Therapie allerdings erst dann, wenn man gut zwei Stunden tief in möglichst unberührte Wälder eintaucht – und in der Waldluft so richtig badet. Dazu muss man keine weiten Strecken marschie-

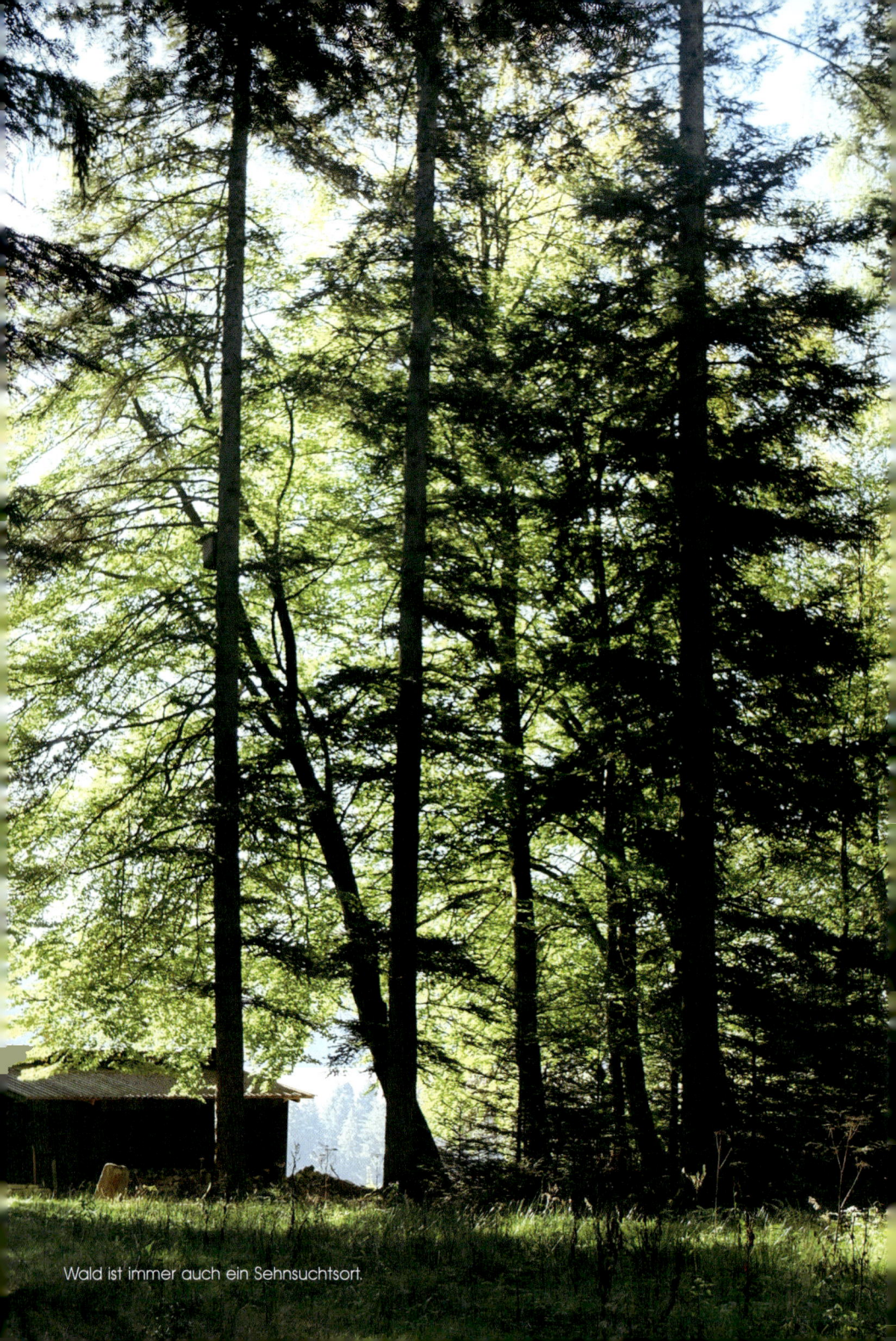

Wald ist immer auch ein Sehnsuchtsort.

ren, im Gegenteil. Ein langsames Gehen oder auch Schlendern auf etwa zweieinhalb Kilometern empfiehlt sich geradezu. Halten Sie immer mal wieder inne. Hören, schauen und riechen Sie genau hin. Wer sich ergreifen lässt von den sinnlichen Eindrücken der Bäume, Sträucher, Moose und Flechten, Harzgerüche oder Tierspuren, der ist ganz Ohr und Auge – und damit ganz da.

Waldbaden als Achtsamkeitsübung

Waldbaden hat viel mit ganzheitlicher Besinnung zu tun. Wer sich die Mühe macht, die einzelnen Bäume und nicht nur den Wald zu sehen, der findet ganz ohne Ausrüstung oder Anleitung wie von selbst heraus, wie gut und stärkend es ist, sich auf das Lebewesen Wald einzulassen. Wald tut immer gut. Er stärkt den Körper genauso wie die Psyche und Seele. Orientierung bietet dabei etwa der französische Schriftsteller Jean Giono. Er ermuntert dazu, sich beim Gehen und Landschaft-Erkunden immer wieder von sich selbst und dem inneren Vagabunden überraschen zu lassen. Wo könnte das besser gelingen als im Wald, wo sich die Stimmung so schlagartig ändern kann wie das Licht, das durch die Baumkronen und Wipfel fällt?

Beim Laufen auf weichem Waldboden findet man ganz von selbst einen eigenen Rhythmus, durch den das Zwerchfell in Harmonie mit der eigenen Schwingung gerät, die Sinne neu erwachen – und sich eine Achtsamkeit einstellt, die von tief drinnen kommt.

Man *muss* keinen Baum umarmen – aber man *kann*!

Einfach, schlicht und schön: Ein Gang in den Wald. In aller Ruhe. Noch ein bisschen weiter hinein. So weit, bis man nichts mehr hört vom Verkehr auf den Straßen. Dorthin, wo man innehält – weil ein Vogel-Solist aufhorchen lässt. Der Farn, aufgefächert zum lebendigen Strauß, ein eigenes Licht zu verströmen scheint. Die Heidelbeeren zur Kostprobe verlocken – und alles in allem dazu anleitet, zu verschnaufen. Durchzuatmen. Bis die wiedererwachten Sinne zur nächsten Entdeckung rufen. Da wird es in einem drin ganz still. So heiter und leicht fühlt sich Gelassenheit an, wenn man beim Gehen durch den Wald seinen eigenen Rhythmus wiederfindet. Da wird einem dann auch völlig klar: Zum Waldbaden *muss* man weder einen Baum umarmen noch barfuß über Tannennadeln schreiten – aber man *kann*!

Annette Rieger, im Februar 2019

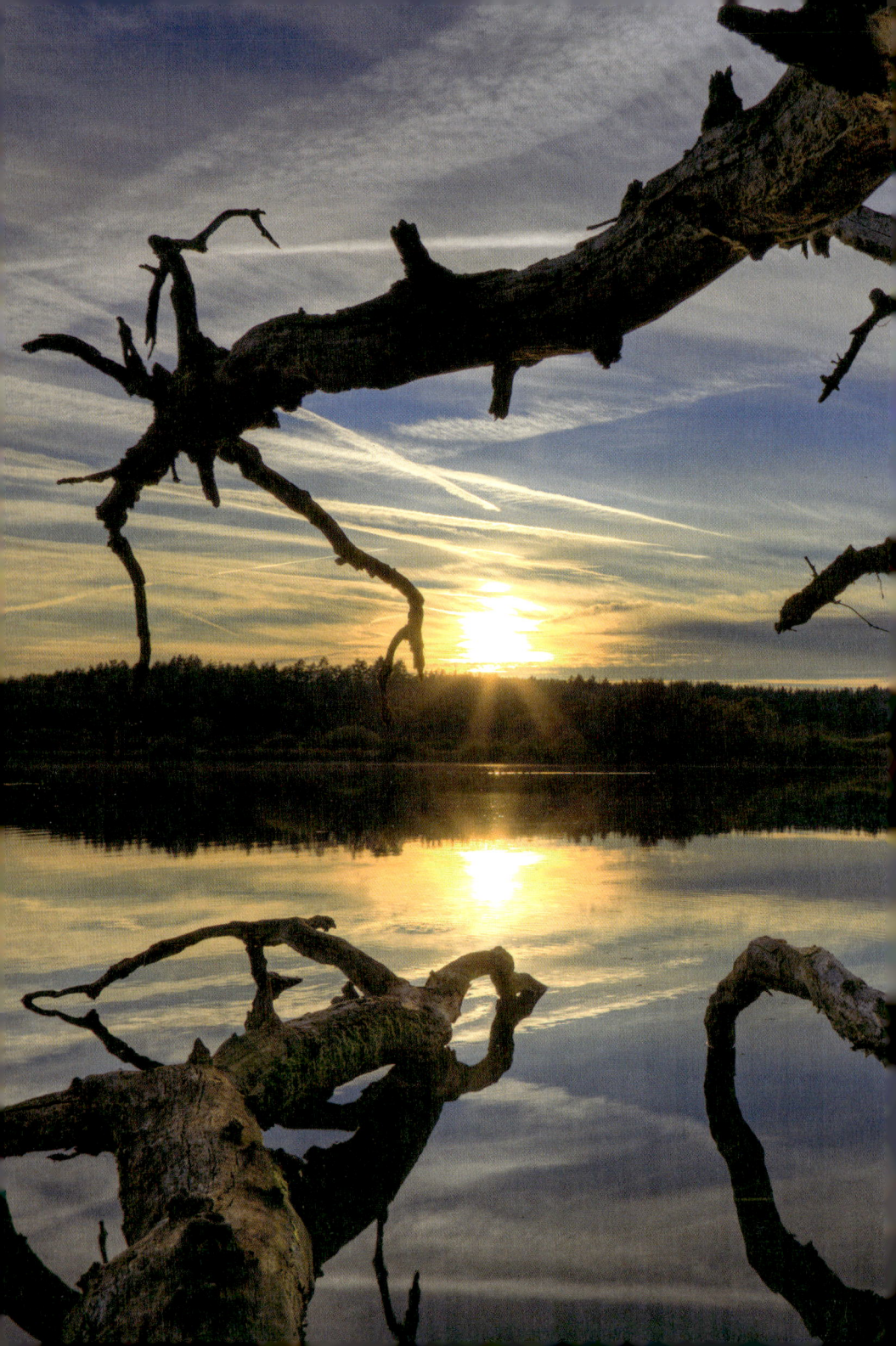

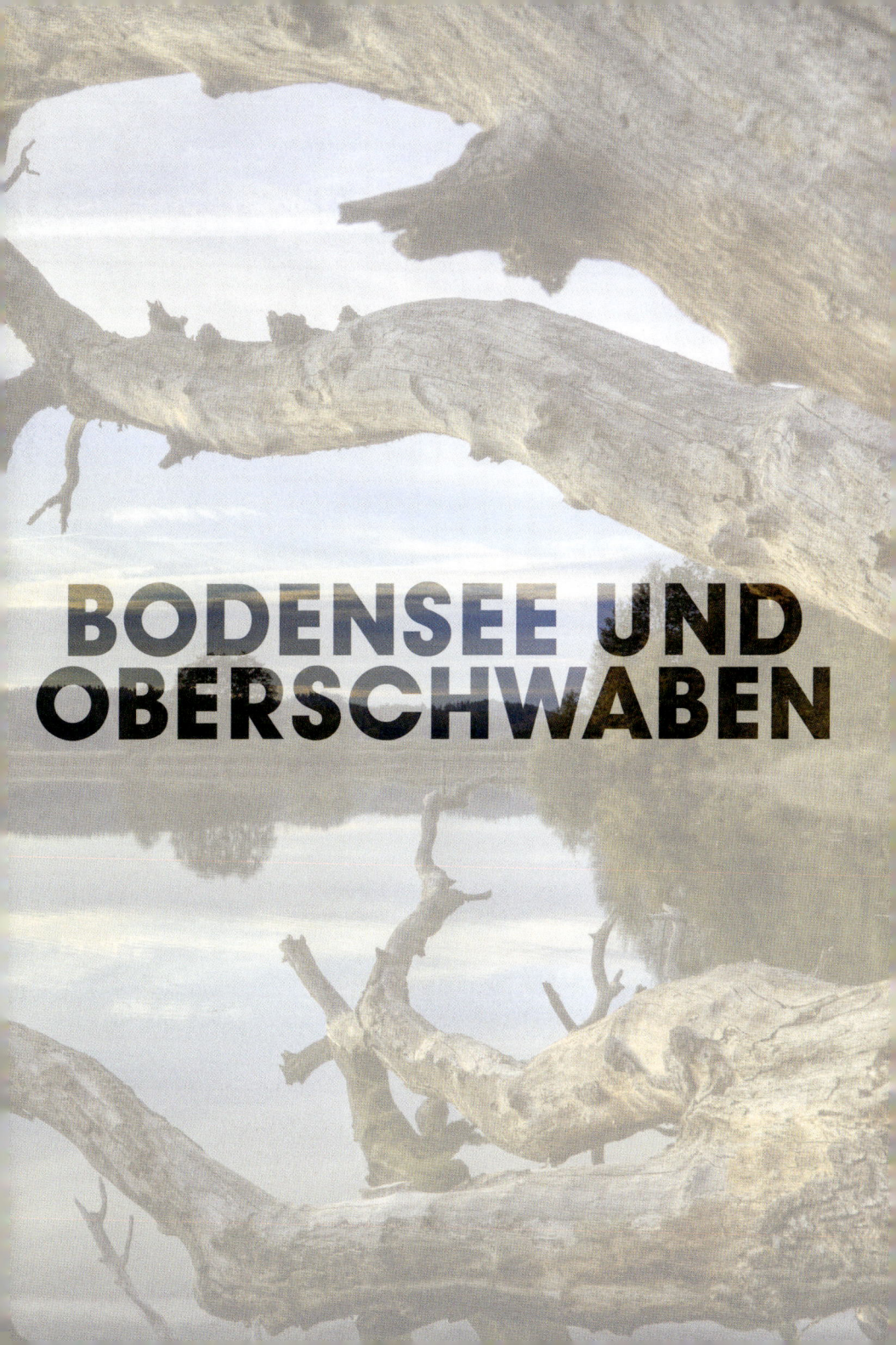

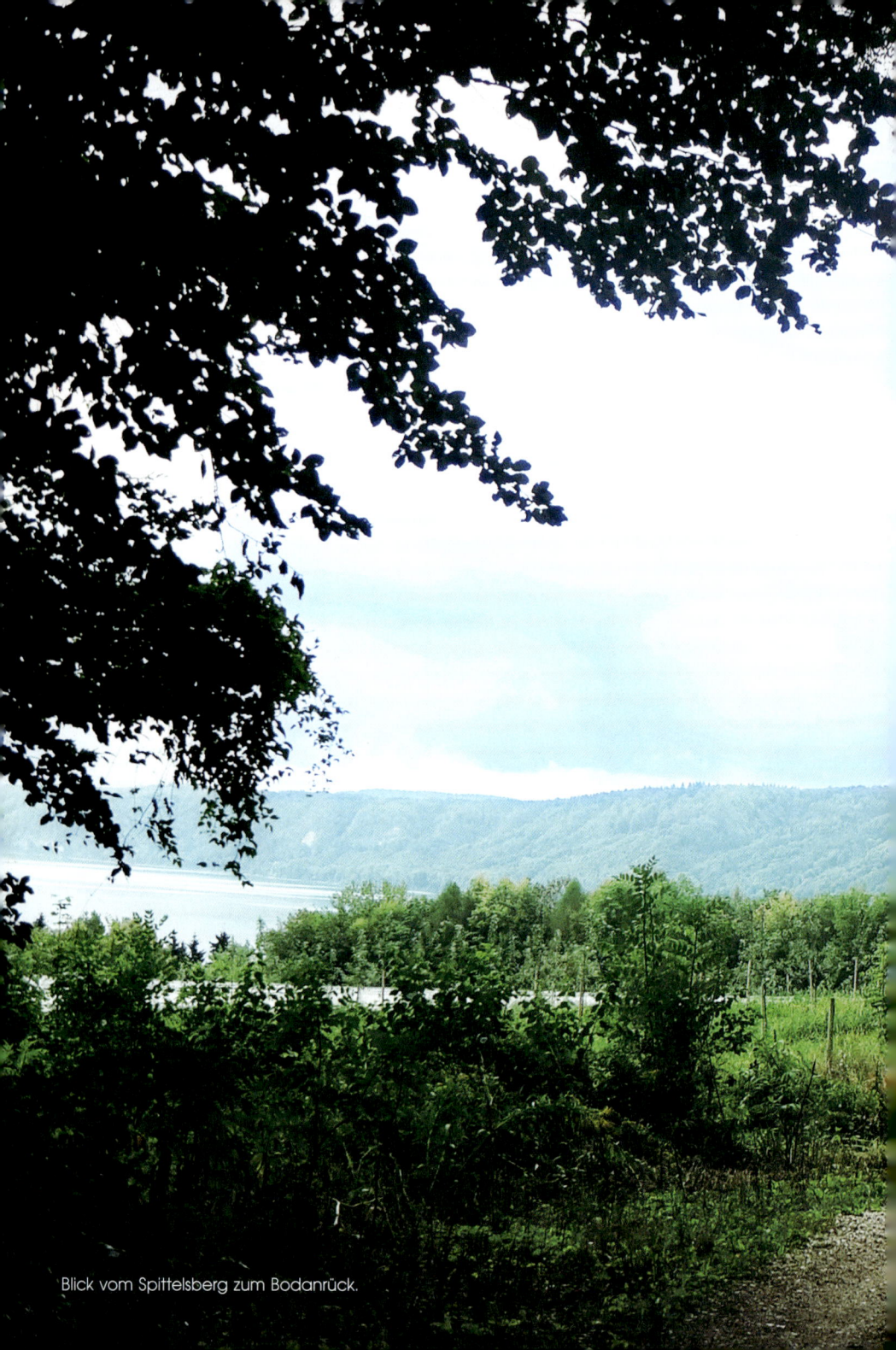

Blick vom Spittelsberg zum Bodanrück.

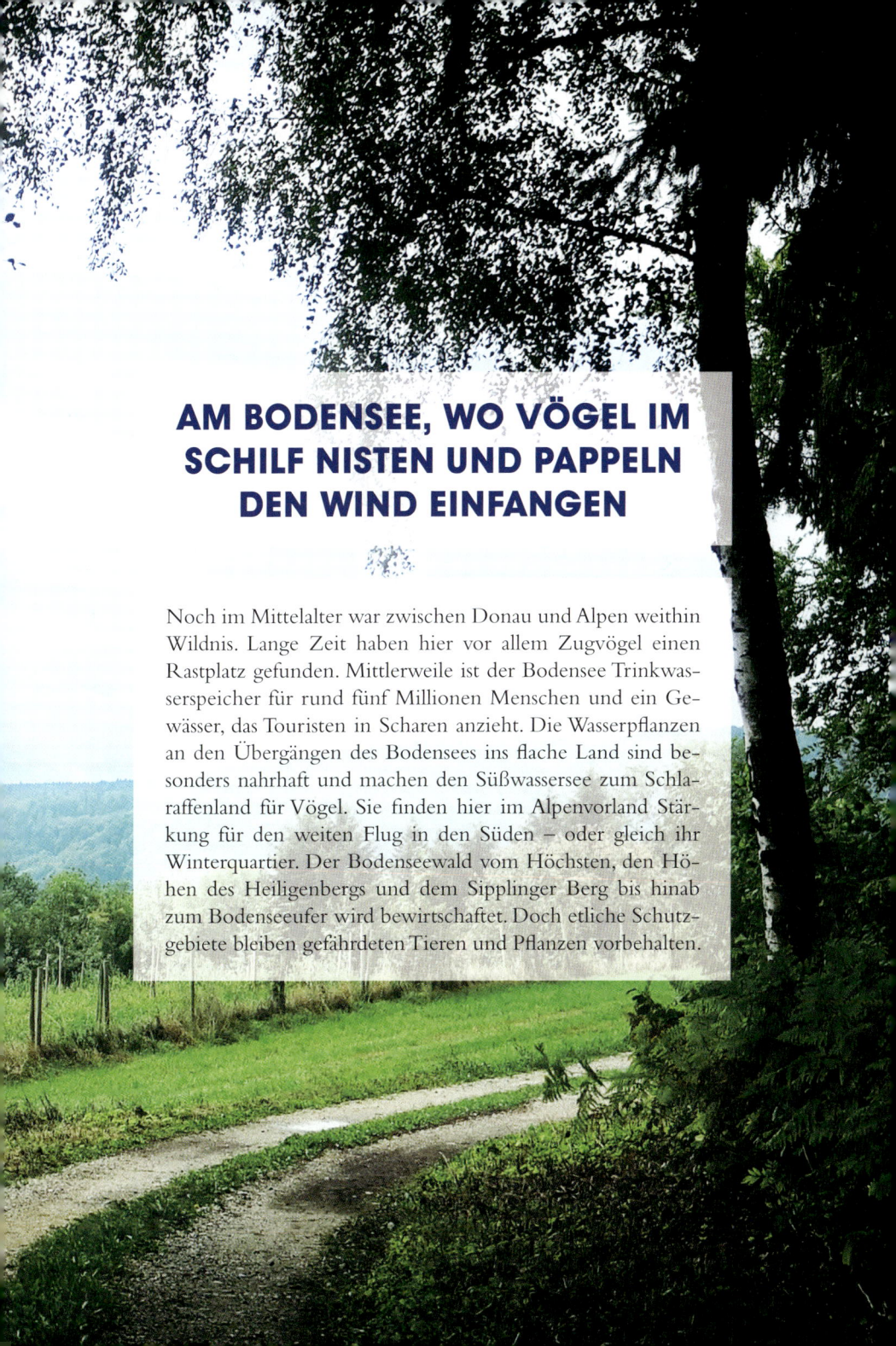

AM BODENSEE, WO VÖGEL IM SCHILF NISTEN UND PAPPELN DEN WIND EINFANGEN

Noch im Mittelalter war zwischen Donau und Alpen weithin Wildnis. Lange Zeit haben hier vor allem Zugvögel einen Rastplatz gefunden. Mittlerweile ist der Bodensee Trinkwasserspeicher für rund fünf Millionen Menschen und ein Gewässer, das Touristen in Scharen anzieht. Die Wasserpflanzen an den Übergängen des Bodensees ins flache Land sind besonders nahrhaft und machen den Süßwassersee zum Schlaraffenland für Vögel. Sie finden hier im Alpenvorland Stärkung für den weiten Flug in den Süden – oder gleich ihr Winterquartier. Der Bodenseewald vom Höchsten, den Höhen des Heiligenbergs und dem Sipplinger Berg bis hinab zum Bodenseeufer wird bewirtschaftet. Doch etliche Schutzgebiete bleiben gefährdeten Tieren und Pflanzen vorbehalten.

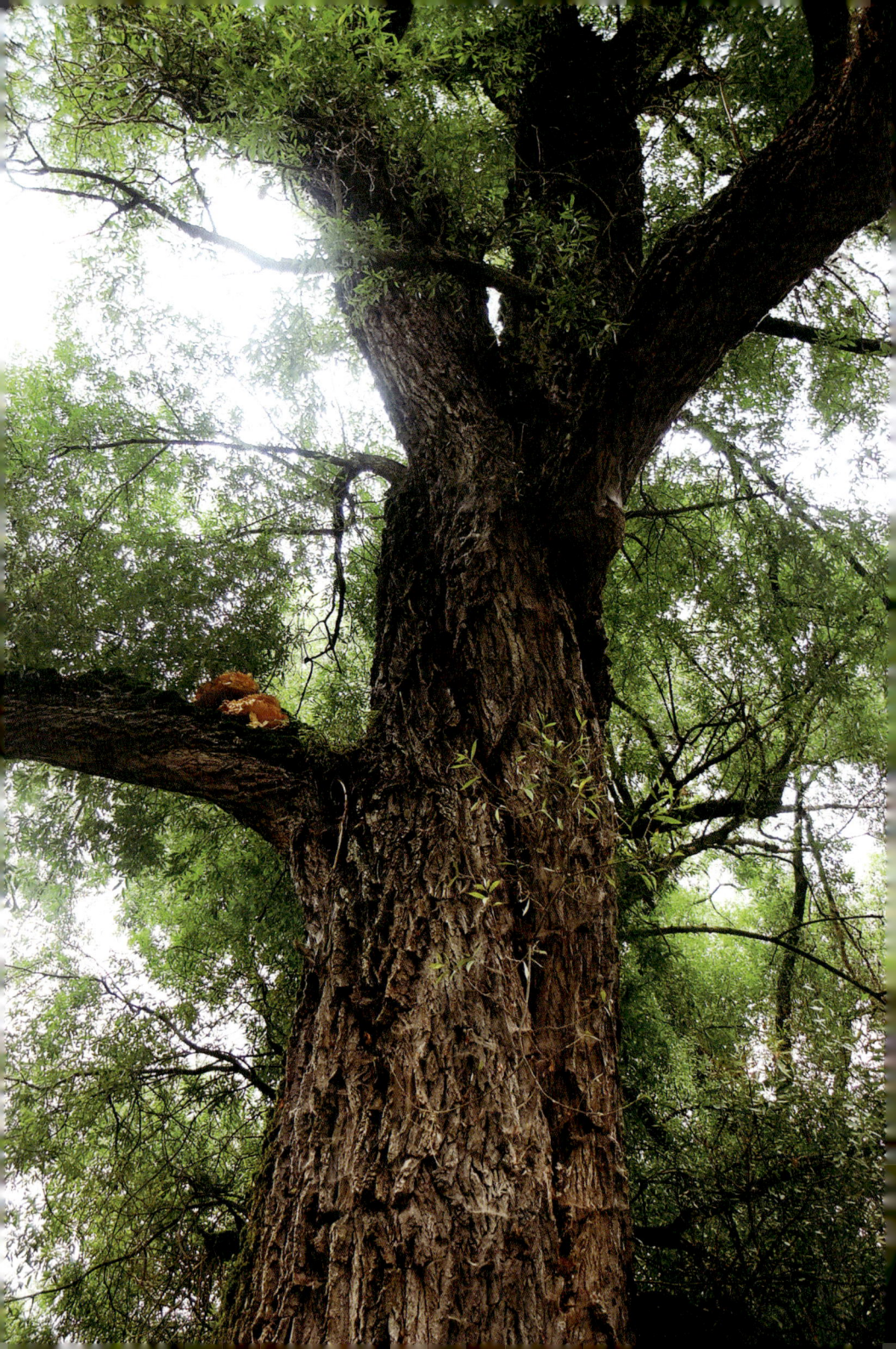

GANZ NAH AM SEE UND DOCH TIEF IM AUWALD: ZWISCHEN SILBERWEIDEN UND PAPPELN DURCHS AACHRIED

 Campingplatz Schachenhorn, 78351 Bodman-Ludwigshafen

 Die schönsten Vogelkonzerte gibt es frühmorgens während der Brutzeit im Frühling.

Gleich hinter dem Campingplatz Schachenhorn, am nördlichen Ufer des Überlinger Sees, steht man schon nach wenigen Schritten in einer ursprünglichen Wald- und Wasserlandschaft. Hier, wo zwischen Ludwigshafen und Bodman der Überlinger See in den Bodensee übergeht, erstrecken sich im Mündungsbereich der Stockacher Aach sumpfige Feuchtwiesen, die im Frühling in allen Farben erblühen.

Vor nicht allzu langer Zeit wurden hier Pfahlbaureste aus der Jungsteinzeit und der Bronzezeit entdeckt. Auf einem Saumpfad mitten durch den uralten Auenwald am Seeufer trifft man auf schiffsmasthohe Pappeln. Sie fangen in luftiger Höhe den Wind ein und machen im Wechsel mit Eichen, Buchen und Weiden den Weg zu einer Allee, durch die das Rascheln des Schilfes einen weiteren Klangteppich legt.

Geborstene Weidenstämme wachsen unbeirrt weiter

Bald schon geht diese Promenade in schmale, morastige Pfade über. Im feuchten Grund stehen Silberweiden. Die schmalen Blätter mit der blass-gräulichen Unterseite schimmern wie kleine Lanzen in der Sonne, als wollten sie über den ausgemergelten, ramponierten Zustand mancher Exemplare hinwegtäuschen. Immer wieder knicken Wind und Wetter selbst dicke Äste und lassen die Weiden als verwunschene Skulpturen zurück. Viele Stämme sind im Laufe der Jahre mehrfach geborsten und leben doch weiter. Immer wieder rappeln sich die alten Silberweiden auf dem feuchten Grund mit frischen Trieben auf und stehen dann wieder monatelang im Hochwasser. Auch nach 200 Jahren und vielen Verkrümmungen und Verwachsungen wirken diese Weiden geradezu unsterblich. Und tatsächlich lebt es hier in allen Höhlen, Nischen und Astlöchern munter weiter, finden Vögel, Fledermäuse und Insekten in der Weichholzaue genau das, was sie mögen. Tiere und Bäume sind in diesem Zwischenreich, das sich am mäandernden Altarm der Aach angesiedelt hat, in engster Beziehung miteinander verbunden.

Gefiederte Schilfbrüter fühlen sich hier so richtig wohl. Da – war das nicht ein Kuckuck? Auch der ist in diesem Naturschutzgebiet daheim und jubelt immer wieder einer Teichrohrsängerin ein Ei unter. Hier lohnt sich das Umschauen und genaue Hinhören. Mit etwas Glück sieht man zwischen September und November auf den Silberweiden und Pappeln des Aachrieds eine Kolonie Kormorane. Und jeden Tag aufs Neue herrscht hier freier Eintritt zum Vogelkonzert in rustikalem Ambiente.

Folgen Sie Ihrem Gehör mit den Augen. Wo sitzt der geschwätzige Rohrsänger, der so selbstvergessen vor sich hin plaudert? Lässt sich ein Kuckuck entdecken? Wo verrät ein Quietschen die Wasserralle? Kann man das Trillern der Zwergtaucher heraushören? Weder sind Vorkenntnisse in Vogelkunde nötig, noch muss man ein begnadeter Musiker sein, um einfach einmal genau hinzuhören, welche Akteure mitmachen beim großen Benefizkonzert für ein gedeihliches Miteinander.

Vom Standpunkt einer Weide aus gesehen

Jedes Jahr aufs Neue ist in den Nestern das große Schlüpfen angesagt – und bringt in diesem Auenwald auf Ideen: Einmal ein Baum sein. Seinen Standpunkt einnehmen. Sich umhüllt fühlen von einem gewachsenen Mantel aus Rinde und Borke. Einfach stehenbleiben. Fest verwurzelt ganz im Dschungel des Auwalds untergehen. Das muss die legendäre Melancholie sein, der in Auwäldern vor allem bei Nebelwetter nicht zu entgehen ist. Im Übrigen sollte man tunlichst auf dem Weg bleiben und die Lebensräume von rarem Kantenlauch und der seltenen Sibirischen Schwertlinie achten. Sie grüßen so freundlich herüber aus dieser Wunderwelt, in der Wurzeln selbst im Wasser Halt zu finden scheinen.

Von unten im Tal führt ein steiler Wanderweg mit Pilgerstationen durch den Wald auf den Frauenberg hoch. Regelrechte Ka-

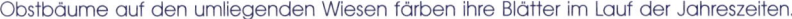

Obstbäume auf den umliegenden Wiesen färben ihre Blätter im Lauf der Jahreszeiten.

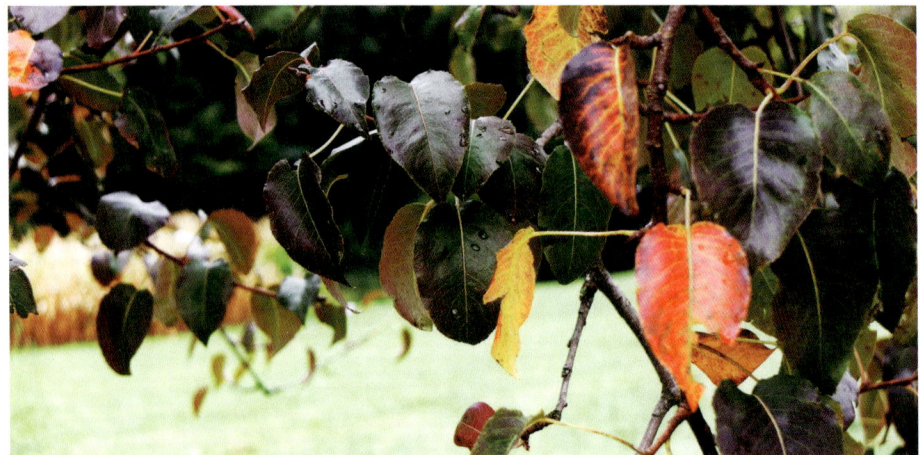

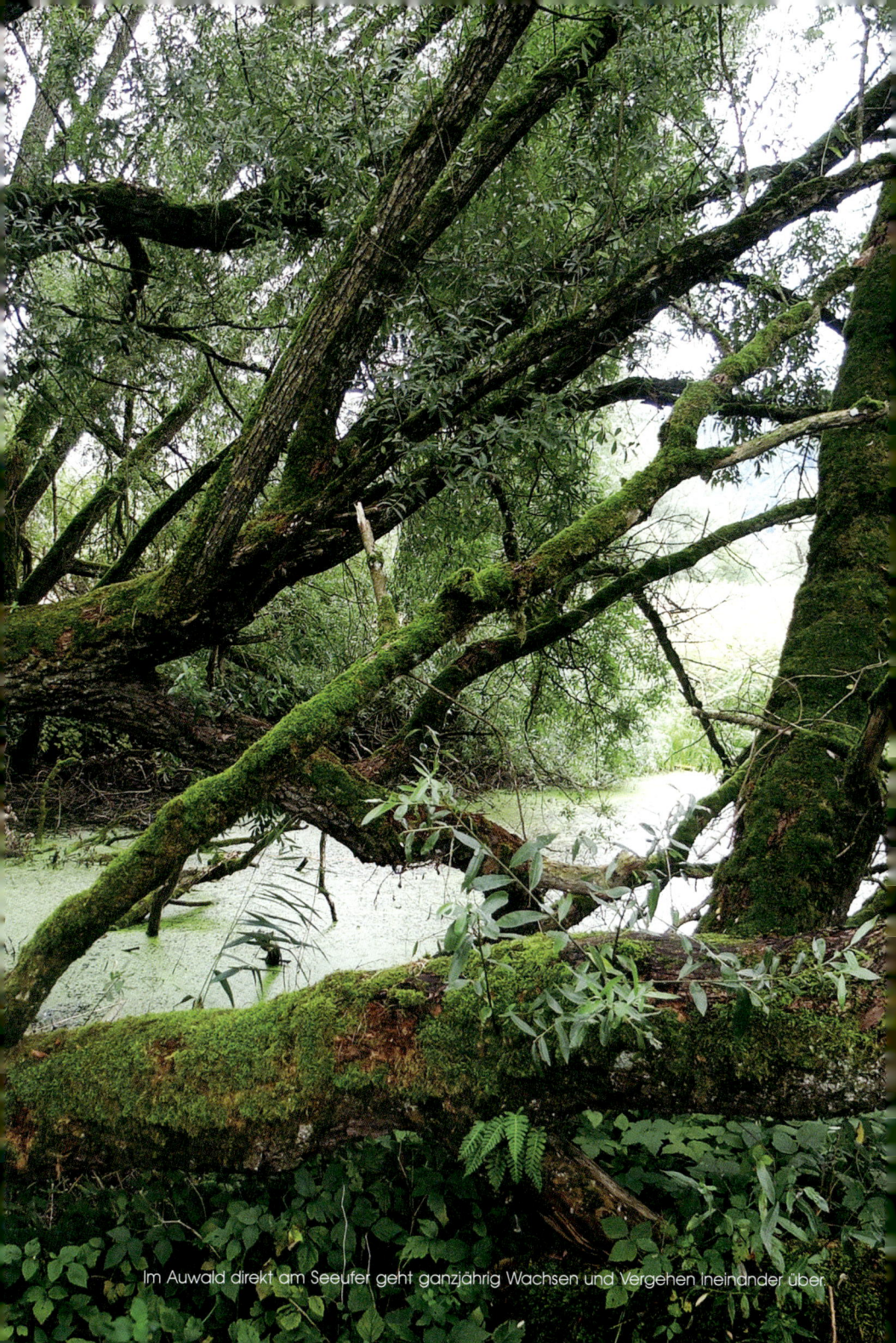

Im Auwald direkt am Seeufer geht ganzjährig Wachsen und Vergehen ineinander über.

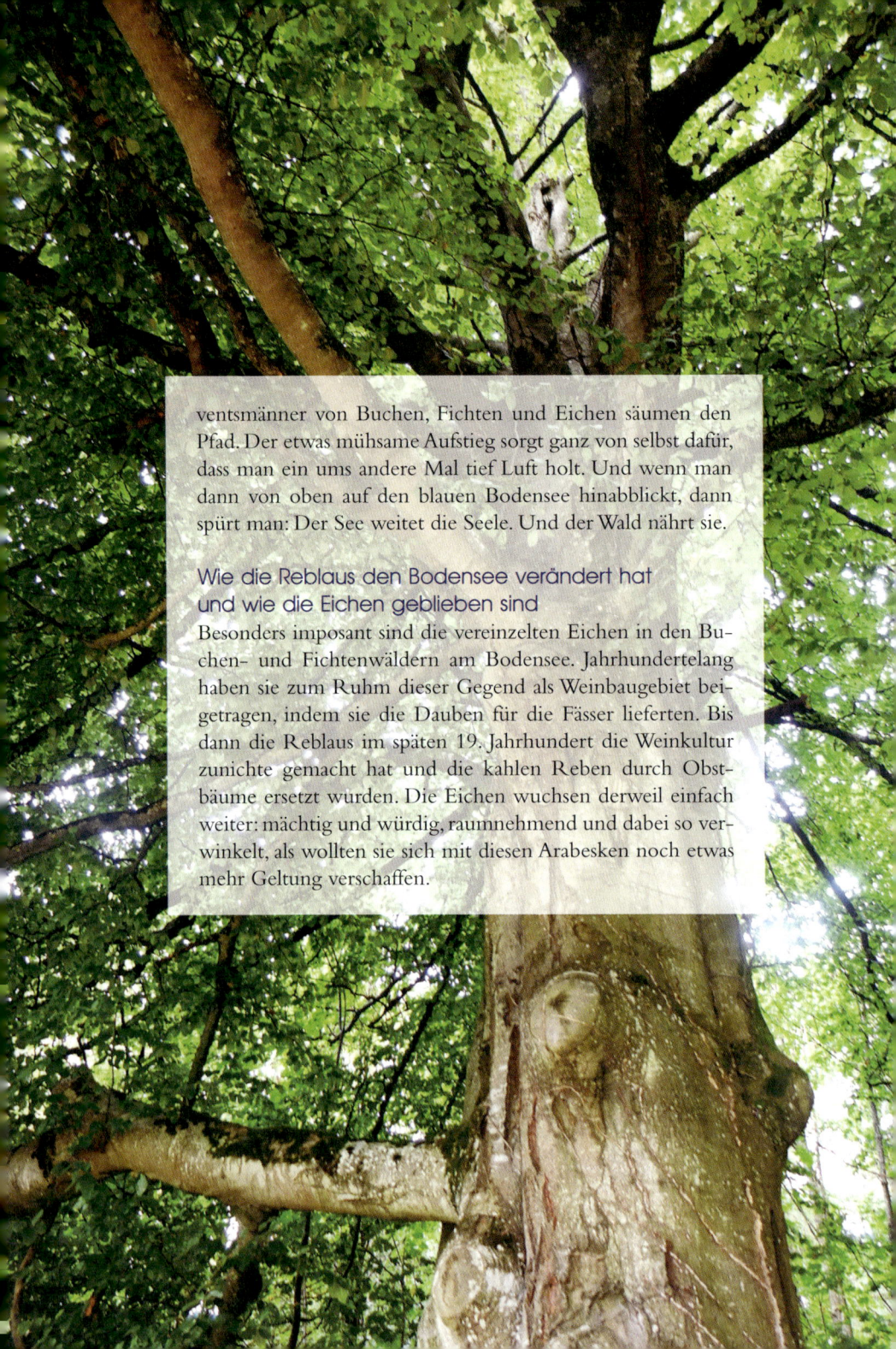

ventsmänner von Buchen, Fichten und Eichen säumen den Pfad. Der etwas mühsame Aufstieg sorgt ganz von selbst dafür, dass man ein ums andere Mal tief Luft holt. Und wenn man dann von oben auf den blauen Bodensee hinabblickt, dann spürt man: Der See weitet die Seele. Und der Wald nährt sie.

Wie die Reblaus den Bodensee verändert hat und wie die Eichen geblieben sind

Besonders imposant sind die vereinzelten Eichen in den Buchen- und Fichtenwäldern am Bodensee. Jahrhundertelang haben sie zum Ruhm dieser Gegend als Weinbaugebiet beigetragen, indem sie die Dauben für die Fässer lieferten. Bis dann die Reblaus im späten 19. Jahrhundert die Weinkultur zunichte gemacht hat und die kahlen Reben durch Obstbäume ersetzt wurden. Die Eichen wuchsen derweil einfach weiter: mächtig und würdig, raumnehmend und dabei so verwinkelt, als wollten sie sich mit diesen Arabesken noch etwas mehr Geltung verschaffen.

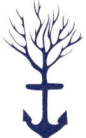

UNTER BUCHEN UND EICHEN AUF DEM RÖMERBRUNNENWEG ZUM SPITTELSBERG

 Loreto-Kapelle am Ortsausgang von Stockach Richtung Ludwigshafen, 78333 Stockach

 Am Römerbrunnen erwartet frisches Quellwasser zur Stärkung.

Vor rund 300 Jahren hat der Postknecht Mathias Steinmann seine Bestimmung gefunden: Er baute auf einer Anhöhe nahe Stockach die Loreto-Kapelle nach italienischem Vorbild. Bis zu seinem Tod 1751 hauste er gleich nebenan als Eremit in einer Einsiedlerklause.

Heute muss man die Einsamkeit hier suchen und ein gutes Stück des Römerbrunnenwegs zurücklegen, bis man keinen Straßenverkehr mehr hört. Doch der Weg lohnt sich. Auf einem schmalen Pfad geht es an richtigen „Jungspunden" vorbei: schmale Birken, kleine Fichten, Farne und Brombeeren proben hier das Waldwerden. Nach und nach lösen streitende Elstern mit ihrem Geschrei den Lärm der Straße ab. Am solide gefassten Römerbrunnen stellt sich dann so etwas wie Andacht an historischer Stelle ein. Hier haben schon die Römer Wasser geschöpft – und da darf man auch kurz darüber staunen, dass die Quelle nach 2000 Jahren immer noch sprudelt.

Schatten, der nichts Dunkles hat

So geht es mit Bedacht weiter. Der Wald wird zusehends älter. Zunächst dominieren Fichten, je tiefer man aber vordringt, desto mehr geben Buchen den Farbton an. Ihre Baumkronen wirken von unten betrachtet nahezu perfekt ausgeleuchtet. Ganz mild fällt das Sonnenlicht durch die einzelnen Blätter-Etagen auf den weichen Waldboden. Hier hat der Schatten nichts Dunkles, sondern nimmt lediglich alles Grelle aus der Welt und ersetzt es mit gedämpften Tönen. Eine Beruhigung, die sich im bedachten Gehen Schritt für Schritt verinnerlichen lässt.

Der Pfad verläuft hügelan. Oben angekommen, findet man sich unter den stattlichen Eichen am Waldrand auf dem Spittelsberg wieder. Davor, soweit das Auge Richtung Ludwigshafen und Sipplingen reicht: Obstplantagen. Auch die alten, knorrigen Apfel- und Birnbäume am Wegesrand tragen schwer an ihren Früchten. Vom Bodanrück leuchtet weiß das Kloster auf dem Frauenberg herüber.

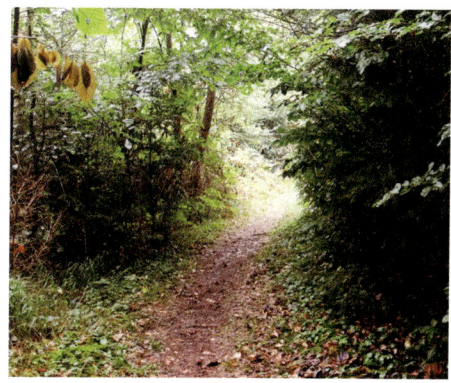

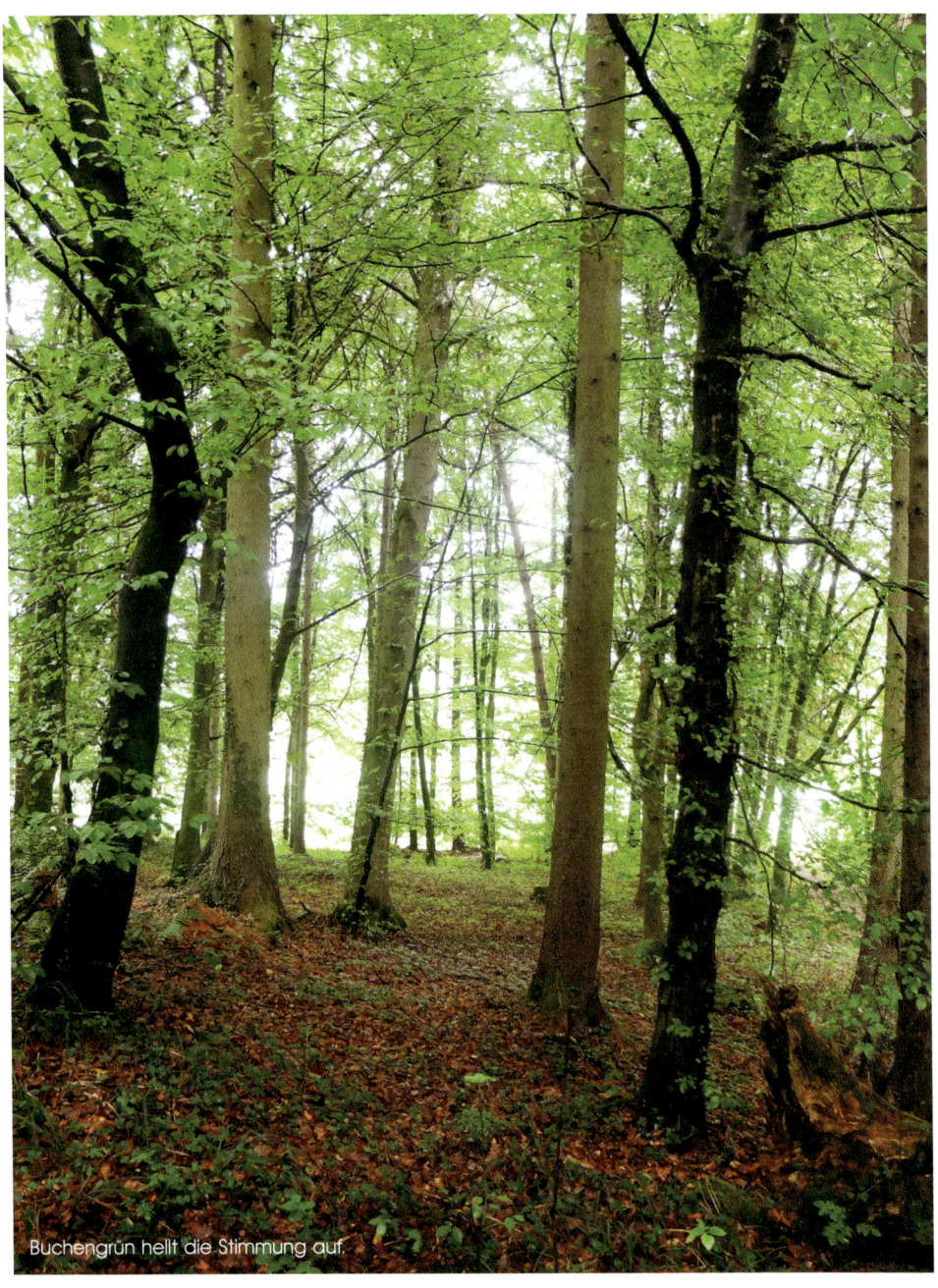
Buchengrün hellt die Stimmung auf.

Von Gletschern geformt

Gletscher haben während der letzten Eiszeit vor rund 20.000 Jahren den Bodensee und die langgestreckte Halbinsel des Bodanrück geformt, die den Untersee vom Überlinger See trennt. Der mächtige Bergzug bringt es auf 692 Meter Höhe und fällt zum Überlinger See steil ab. Bäche haben nach und nach tiefe Schluchten in das weiche Gestein gegraben. Eine der bekanntesten ist die Marienschlucht. Im frühen Mittelalter war der Ort Bodman so bedeutsam, dass er dem Bodensee seinen Namen gab – „See, an dem Bodman liegt". Die Vorfahren der Adelsfamilie Bodman, die bis heute hier ihre Besitztümer verwaltet, kamen im 12. Jahrhundert als Alamannen ins hiesige Stauferreich und wurden als Verwalter des Königsgutes Bodman eingesetzt.

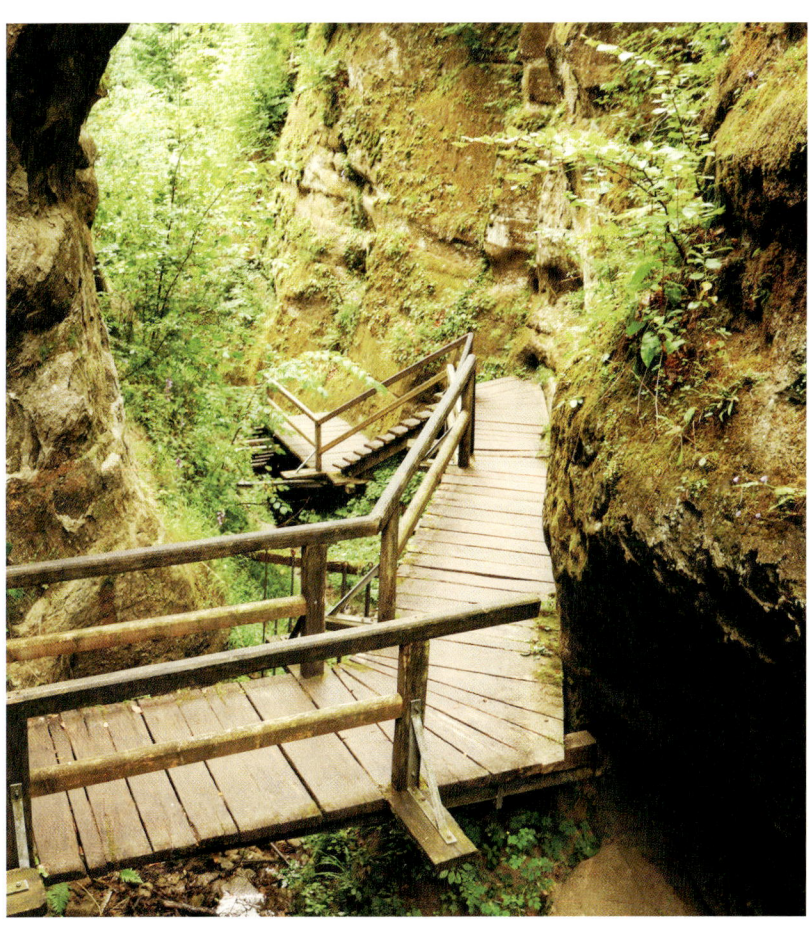

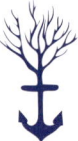

EINE RUNDE UM DEN MINDELSEE: ÜBER DIE BIRKENALLEE INS MODRIGE BUCHEN-WALDLAND

 Markelfingen, Parkplatz Waldfriedhof, 78315 Radolfzell am Bodensee

 Die versteckt gelegene Badestelle ist am besten zu Fuß vom Wanderparkplatz in Möggingen aus erreichbar.

Urtümlich und still, unbeirrt vom Massenansturm am Bodensee und abgeschieden wie eine Welt für sich liegt der Mindelsee östlich von Radolfzell zwischen Möggingen und Markelfingen. Die Ruhe kommt der Vogelwarte des Max-Planck-Instituts für Ornithologie zupass, das die Folgen des Klimawandels für Vögel erforscht. Das Naturschutzgebiet zählt zu den ältesten in ganz Deutschland und bleibt seit 1938 sich selbst überlassen.

Wollgras blüht zwischen Pfeifengraswiesen, Knabenkraut gibt sich fleischfarben zu erkennen. Mehr als 20 Orchideenarten gibt es hier, über 2000 Tierarten – und einen alten Buchenwald, der so richtig Zeit zum Wachsen und Vergehen hat.

Am östlichen Ufer des Sees ist es eine Lust, durch eine selten schöne Birkenallee zu wandeln und die leicht hin- und herschwingende Parade der dünnen Äste und Zweige abzunehmen. Die hochgereckten Äste schwingen ihre feinen Blätter mit Leichtigkeit und Grandezza. Das ist so licht und heiter – und ein ganz deutlicher Kontrast zu den dunklen, feuchten Buchenwald-Passagen, die einen gleich darauf erwarten. Wie eine Höhle öffnet sich der alte Buchenwald und nimmt in die modrig riechende Halle dichten Laubwaldes auf. Gestrandeten Walen gleich liegen massige Stämme am Ufer des Sees und faulen allmählich vor sich hin. Weithin herrscht Stille und allgemeines Wohlergehen, als wäre alles so, wie es seit jeher sein soll.

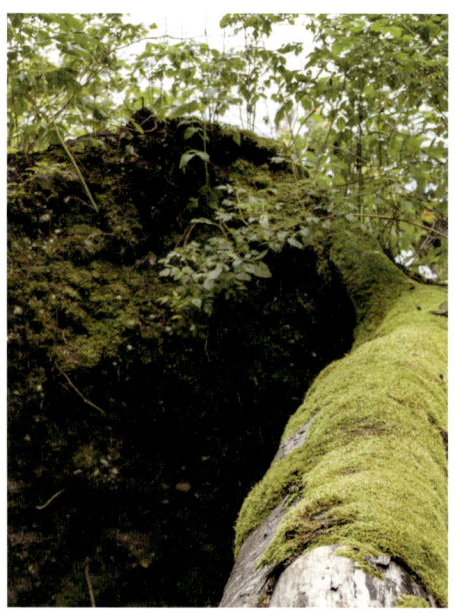

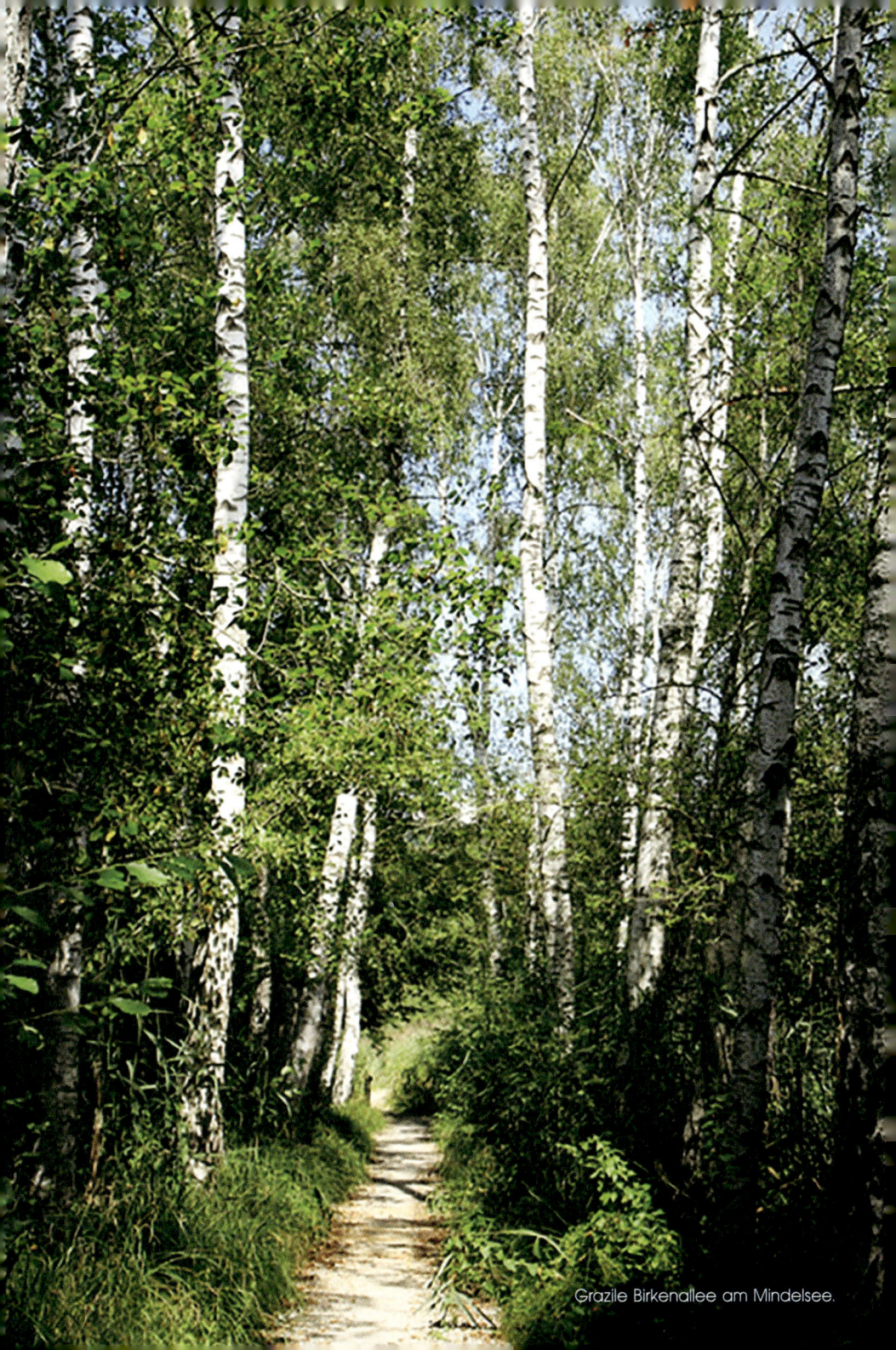

Grazile Birkenallee am Mindelsee.

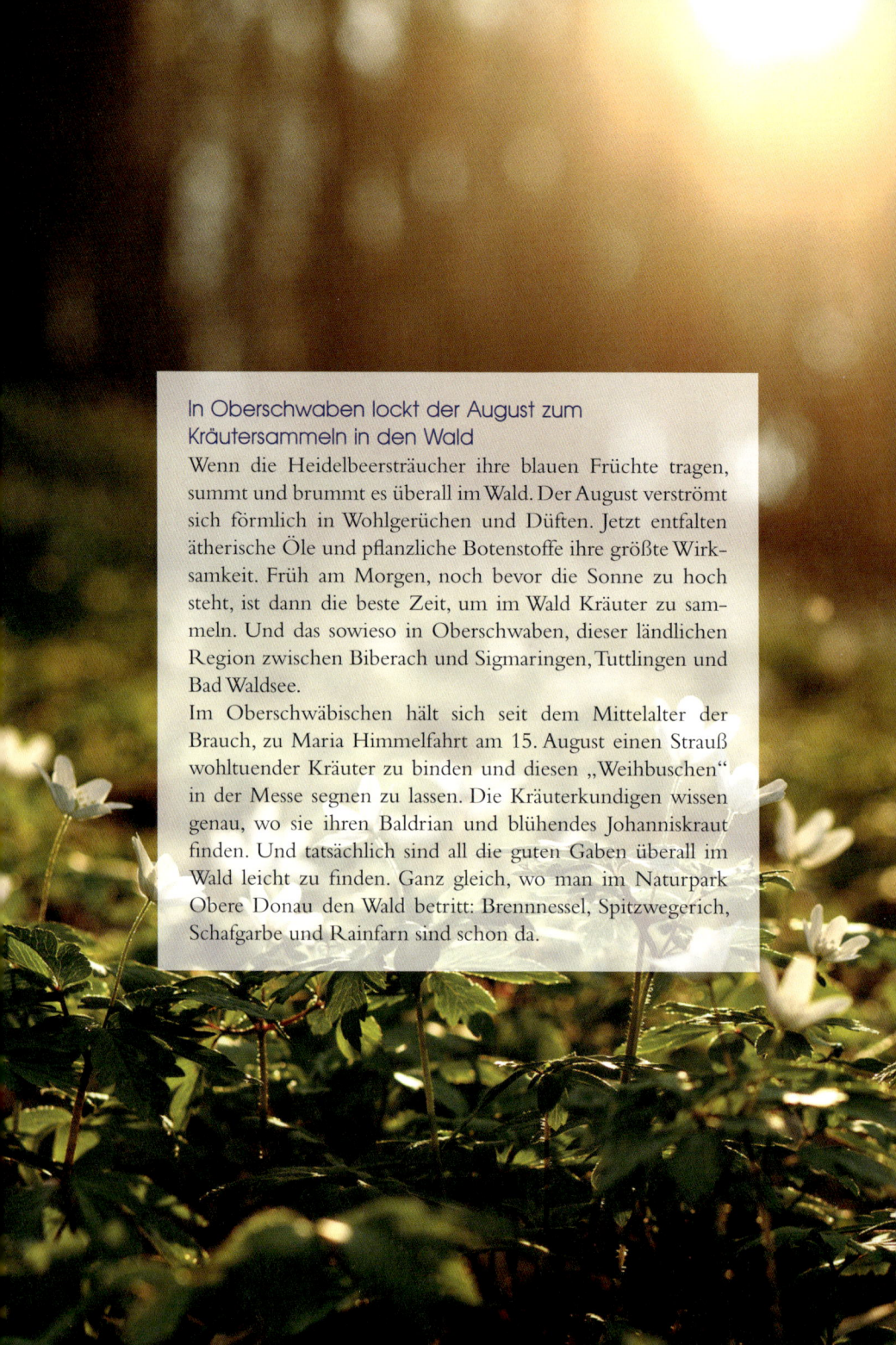

In Oberschwaben lockt der August zum Kräutersammeln in den Wald

Wenn die Heidelbeersträucher ihre blauen Früchte tragen, summt und brummt es überall im Wald. Der August verströmt sich förmlich in Wohlgerüchen und Düften. Jetzt entfalten ätherische Öle und pflanzliche Botenstoffe ihre größte Wirksamkeit. Früh am Morgen, noch bevor die Sonne zu hoch steht, ist dann die beste Zeit, um im Wald Kräuter zu sammeln. Und das sowieso in Oberschwaben, dieser ländlichen Region zwischen Biberach und Sigmaringen, Tuttlingen und Bad Waldsee.

Im Oberschwäbischen hält sich seit dem Mittelalter der Brauch, zu Maria Himmelfahrt am 15. August einen Strauß wohltuender Kräuter zu binden und diesen „Weihbuschen" in der Messe segnen zu lassen. Die Kräuterkundigen wissen genau, wo sie ihren Baldrian und blühendes Johanniskraut finden. Und tatsächlich sind all die guten Gaben überall im Wald leicht zu finden. Ganz gleich, wo man im Naturpark Obere Donau den Wald betritt: Brennnessel, Spitzwegerich, Schafgarbe und Rainfarn sind schon da.

Naturpark Obere Donau

Der Naturpark Obere Donau beginnt etwa 40 Kilometer nördlich des Bodensees und erstreckt sich über die Landkreise Tuttlingen, Sigmaringen, Zollernalb und Biberach. Als Herz des Naturparks gilt Beuron im Donautal mit seinem Kloster aus dem 11. Jahrhundert. Der größte Waldbesitzer weit und breit ist die Familie von Hohenzollern. Sie bewirtschaftet, hauptsächlich in Baden-Württemberg und im Bayerischen Wald, an die 15.000 Hektar Wald.

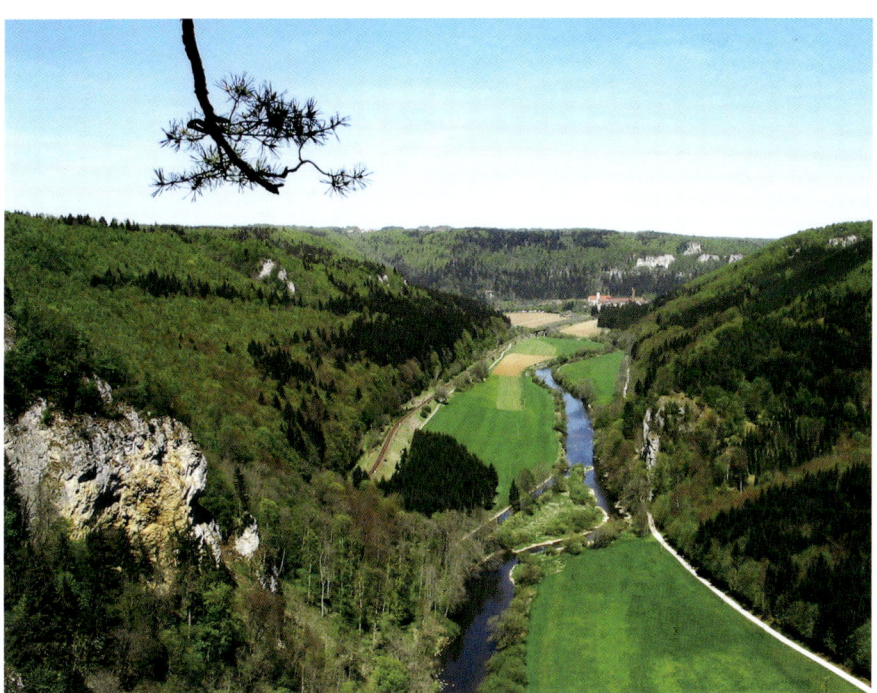

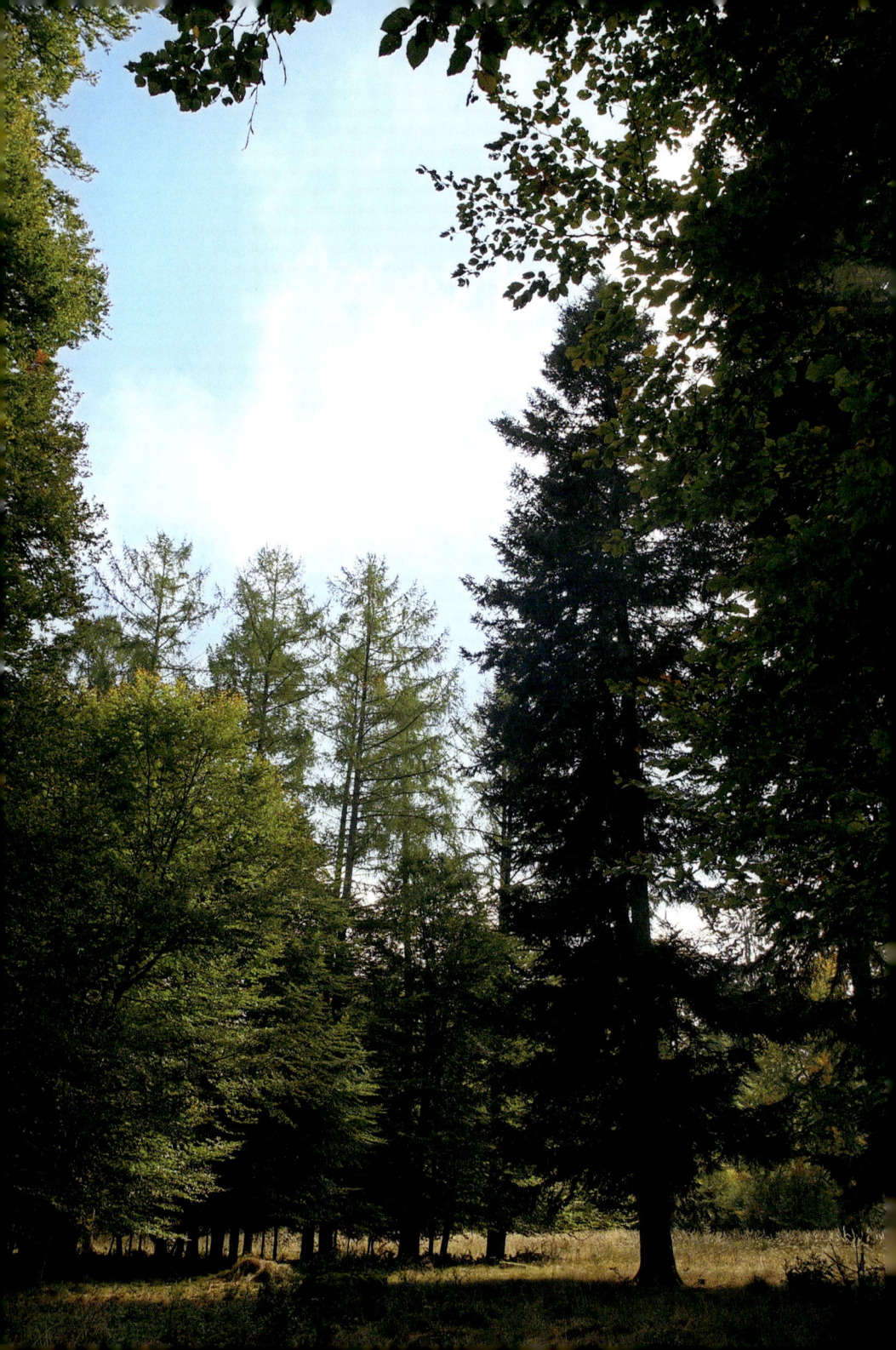

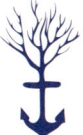

EIN SEIT 500 JAHREN GEHEGTER UND GEPFLEGTER WILDPARK: JOSEFSLUST BEI SIGMARINGEN

 Parkplatz an der L 456 zwischen Krauchenwies und Sigmaringen, Bushaltestelle „Josefslust", 72488 Sigmaringen

 Alte gusseiserne Wegweiser weisen den Weg und führen zu mehreren Seen.

Eines der größten zusammenhängenden Waldgebiete Oberschwabens ist der Sigmaringer Forst, und zu diesem gehört der Wildpark Josefslust. Ein herrlicher Wald mit vielen alten Buchen und Eichen, mit Weihern und Wiesen – und voller Geschichten. Das große schmiedeeiserne Tor zum Fürstlich Hohenzollerischen Wildpark Josefslust steht jederzeit allen offen, die Erholung im Wald suchen. Vor bald 500 Jahren wurde der Wildpark als Jagdrevier ausgewiesen. 1727 baute Fürst Joseph Friedrich von Hohenzollern das Jagdschlösschen Josefslust, und noch bis zum Ende des 19. Jahrhunderts wurde hier bei großen Jagden das Halali geblasen. Lange Zeit war Schwarzwild und Rotwild im Wildpark eingegattert und wurde gehegt. Dem Borkenkäfer ließ sich damit nicht Einhalt gebieten. Er setzte den älteren Fichtenwäldern massiv zu und hinterließ enorm viele tote Bäume.

Läuft man heute durch Josefslust, so kann man es überall sehen: Der Wald verjüngt sich fortlaufend. Da, wo die großen Platz

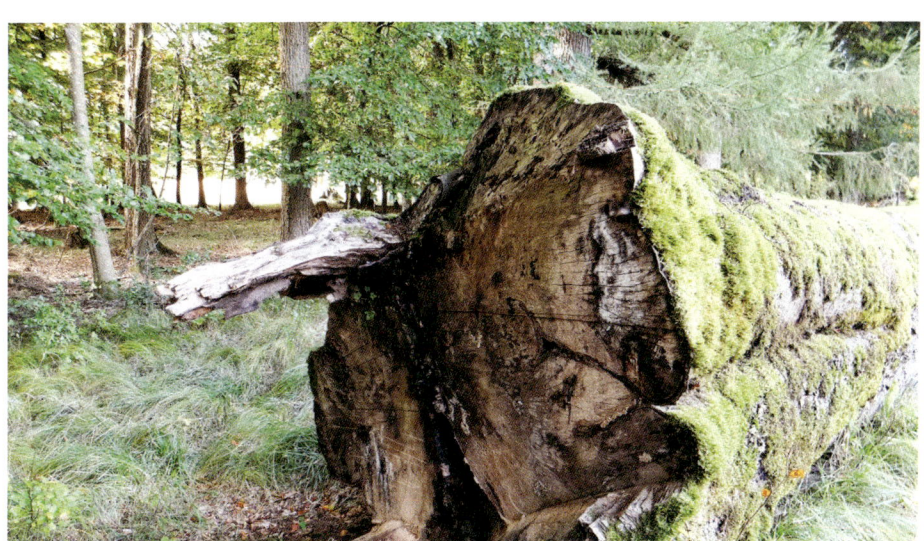

lassen, rücken kleine Bäume geradezu fließend nach. Hier gibt es Vertreter vieler Arten: Fichte, Tanne, Kastanie, Kiefer, Ahorn und viele Buchen sorgen in Josefslust für Abwechslung. Besonders monumental entwickelt haben sich einzelne Stieleichen. Eine davon ist Fürstin Margarita gewidmet und stammt aus der Zeit um 1670. Makellos steht sie frei auf einer Wiese im Wildpark und trägt ihre prächtige Krone mit einer solchen Selbstverständlichkeit, dass an ihrer Vitalität auch im Alter von gut 350 Jahren kein Zweifel besteht. Ganz in der Nähe bringt es eine Waldkiefer auf 41 Meter Höhe. Doch die schiere Größe und auch das Alter allein sind es nicht, was hier so beeindruckt. Es sind vielmehr der Raum und die Zeit, die jedem Baum gelassen werden.

Mit den Bäumen wechselt das Licht

In seiner Weitläufigkeit ist der Wildpark Josefslust sehr großzügig. Hier wird deutlich: Kein Baum steht für sich allein. Jeder Baum ist verbunden mit seinem Fleckchen Erde und den Tieren, denen sein Klima behagt. In diesem offenen Wald kann man drauflaufen oder gezielt zu den Seen promenieren. Dabei lassen sich viele interessante Bekanntschaften machen: Immer wieder trifft man auf einen außergewöhnlichen Baum wie die Buche, deren Zweige sich grad so schwungvoll biegen, als wolle sie einen Knicks machen. Mal dicht beieinander, dann wieder exponiert zeigen sich Nadel- und Laubbäume in wechselnder Formation. Mit den Bäumen wechselt das Licht. Konstant intensiv bleiben die ätherischen Stoffe in der Luft, die nach und nach die Blut-Hirn-Schale durchdringen und Einlass in die Gedanken finden.

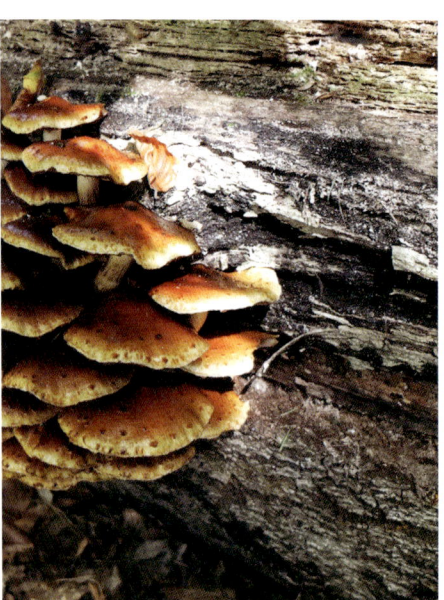

Tief Luft holen. Ausatmen. Einatmen. Die Luft schmecken. Schließen Sie die Augen und riechen Sie: Was trägt Ihnen die Luft und der Wind zu? Riecht es nach Harz, nach Licht, nach Feuchtigkeit?
Pflücken Sie ein paar Blättchen des hellgrünen Sauerklees und rollen Sie diese zwischen den Fingern hin und her. Kosten Sie: Erfrischend sauer wirkt der Sauerklee erhellend auf Kopf und Sinne.

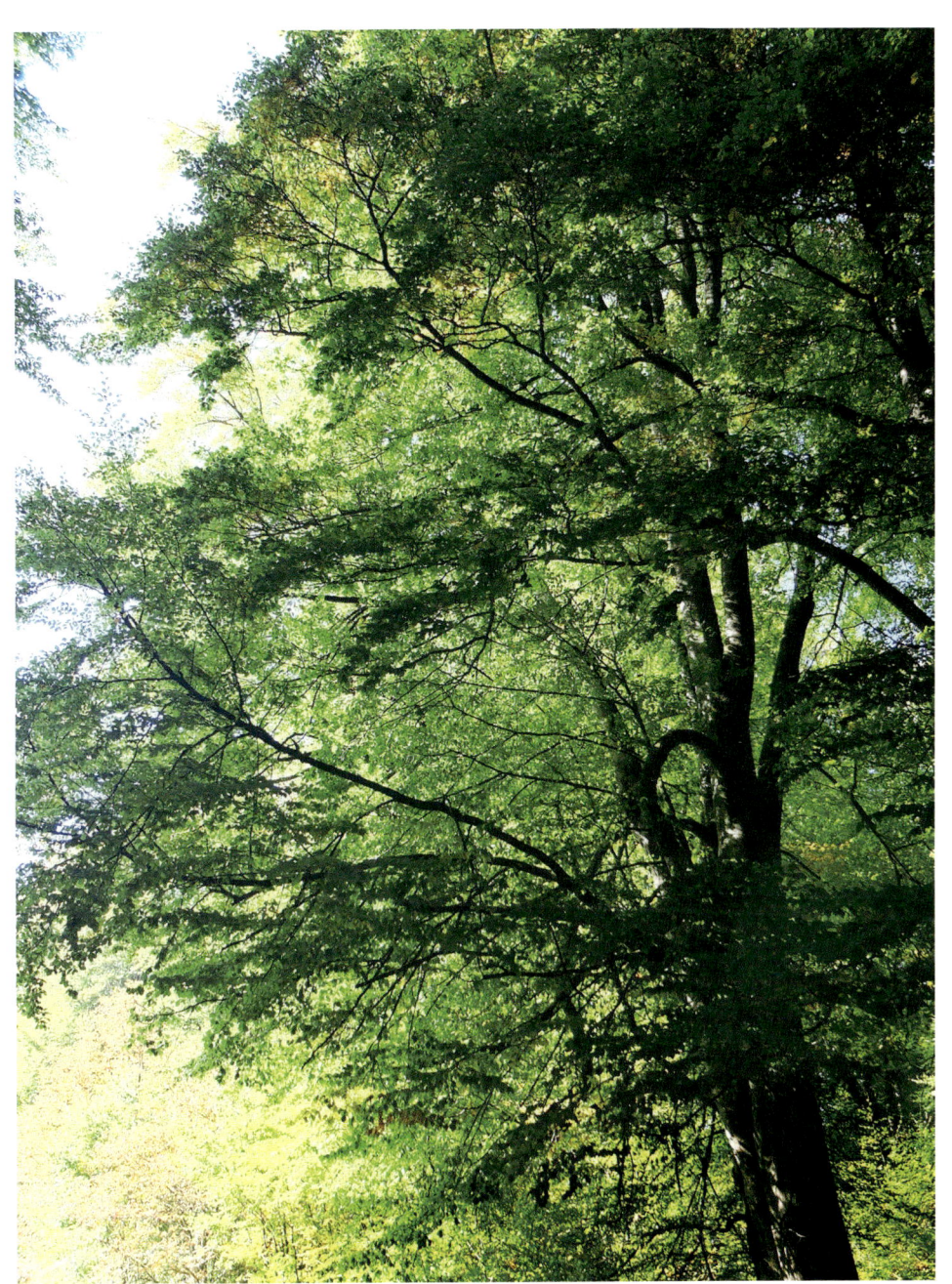
Das Wurzelwerk einer Buche kann so groß werden wie ihre Krone.

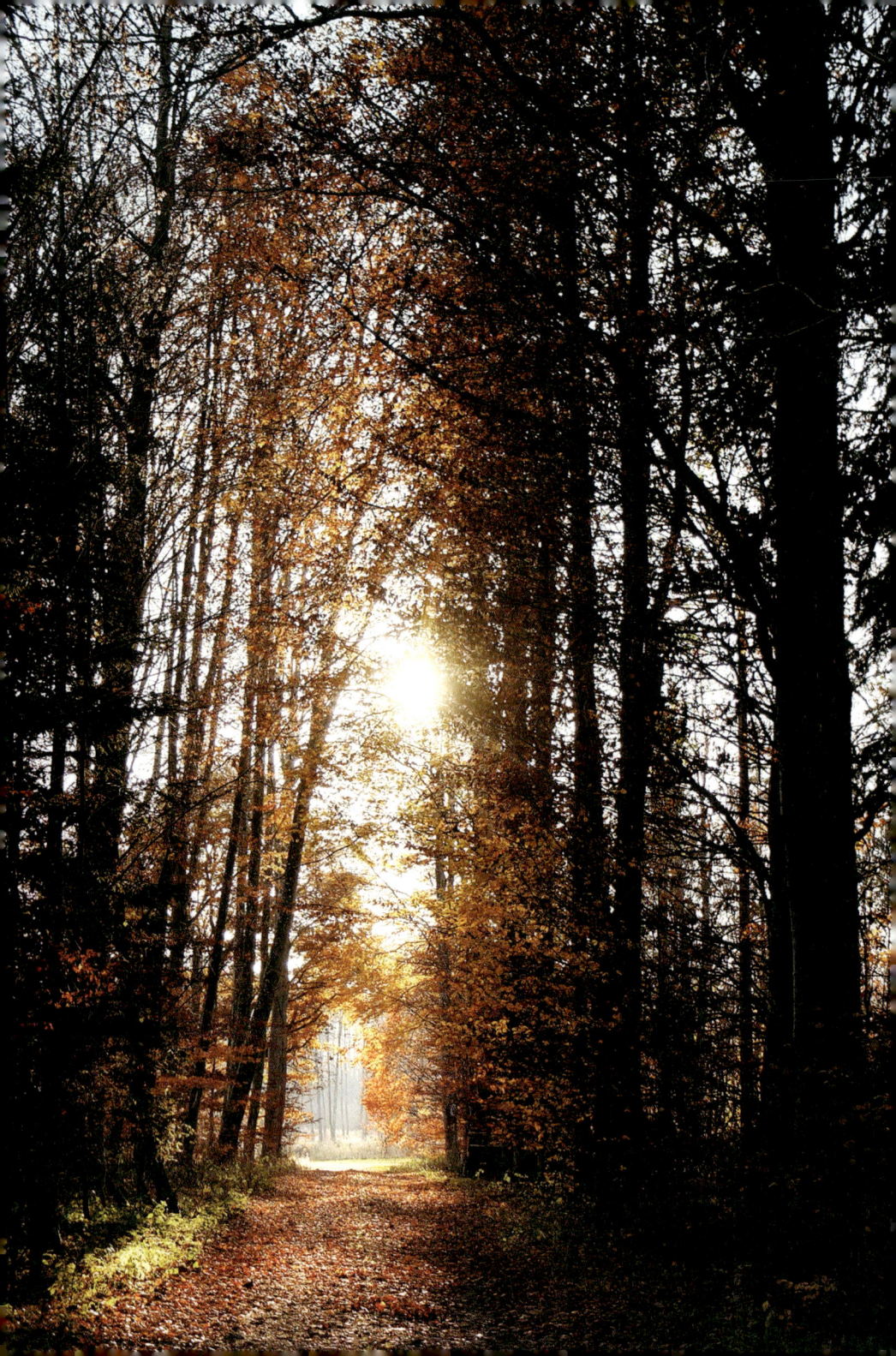

DER WILDE WALD IM BRUNNENHOLZRIED, SEIT RUND 100 JAHREN UNANGETASTET

 Parkplatz der Waldwirtschaft Elchenreute an der L275 bei Michelwinnaden, 88339 Bad Waldsee; von dort links auf dem gekiesten Waldweg geradeaus durch ein Waldstück bis zum Wegweiser „Urwald"

 Das heutige Ried soll wieder in seinen Urzustand als Hochmoor zurückgeführt werden.

Ein Schild weist den Weg zum „Urwald", dorthin, wo im Wald noch die große Freiheit herrscht. Angesichts der durchforsteten Fichten-Monokulturen ringsum weckt dieser Wegweiser regelrecht Sehnsüchte. Ob das Brunnenholzried sie stillen kann? „Betreten auf eigene Gefahr" warnt bald schon ein weiteres menschengemachtes Schild. Sonst ist hier alles naturbelassen: Das Brunnenholzried zwischen Bad Schussenried und Bad Waldsee ist seit 95 Jahren wilder Bannwald. So wie hier sähe es weithin in Oberschwaben aus, wenn sich die Menschen aus dem Wald heraushalten würden. Der Bannwald beginnt abrupt. Von jetzt auf nachher wirkt der Wald abseits des Weges undurchdringlich. Da scheint kein Durchkommen: Wirr, ungestüm und völlig willkürlich haben gefallene und nachwachsende Bäume jede Ordnung gesprengt. Gerade noch war man in einem sehr übersichtlichen Wald unterwegs; jetzt herrscht plötzlich das wilde Chaos. Und das scheint in diesem Boden, der unter all dem Moos und modrigem Holz kaum zu erkennen ist, ganz besondere Lebenskräfte zu entfalten.

Finden Sie einen umgestürzten Baum und nähern Sie sich ihm. Gehen Sie ganz nah heran: Was krabbelt und bewegt sich da? Schauen Sie genau, was auf dem Stamm wächst. Versenken Sie sich in diese mikrokosmische Landschaft. Und kommen Sie wieder, um zu sehen, wie es weitergeht. Wildnis braucht Zeit – und schenkt ein ganz neues, natürliches Zeitgefühl.

Im Brunnenholzried hat die Natur zu ihren eigenen Gesetzmäßigkeiten zurückgefunden – und weckt den Forscher- und Entdeckerdrang. Im dichten Urwald wirkt die Temperatur gleich ein, zwei Grad wärmer als im benachbarten Wirtschaftswald, wo man zwischen den Stämmen weithin sehen kann. Zwischen den umgestürzten Bäumen, die niemand beiseite räumt, überrascht immer wieder Unvorhersehbares. Das frühere Moor und jetzige Ried ist satt und prall vor Leben. Der Specht hat Fichtenstümpfe durchlöchert und Brutstätten für andere Vögel und Tiere geschaffen. Baumpilze zimmern ihre Balkone an nicht mehr ganz so fitte Fichten. Deren Sprösslinge wachsen waghalsig auf alten Stämmen, die lange hingestreckt verfaulen und unter Moosteppichen verschwinden. Ein riskantes Unterfangen: Sackt der Stamm immer weiter ab, können nur noch Stelzenwurzeln die jungen Fichten weiter versorgen. Sprossender Bärlapp reckt davon unbeeindruckt seine zarten Zapfen in die Höhe und erinnert an seine Vorfahren, die vor 300 Millionen Jahren noch zu riesigen Bäumen heranwuchsen.

Und dann ist er auch schon durchschritten, dieser Bannwald mit etwa 160 Hektar Fläche. Ganz ungenutzt durch den Menschen bleibt freilich auch er nicht: Das Brunnenholzried dient als eine Art Freiluft-Labor für die Wissenschaft.

Im Brunnenholzried kann man Bärlapp mit kolbenförmigen Fruchtständen entdecken, die feinste Sporen enthalten. Sie sollen heilsam gegen allerlei Hautkrankheiten wirken.

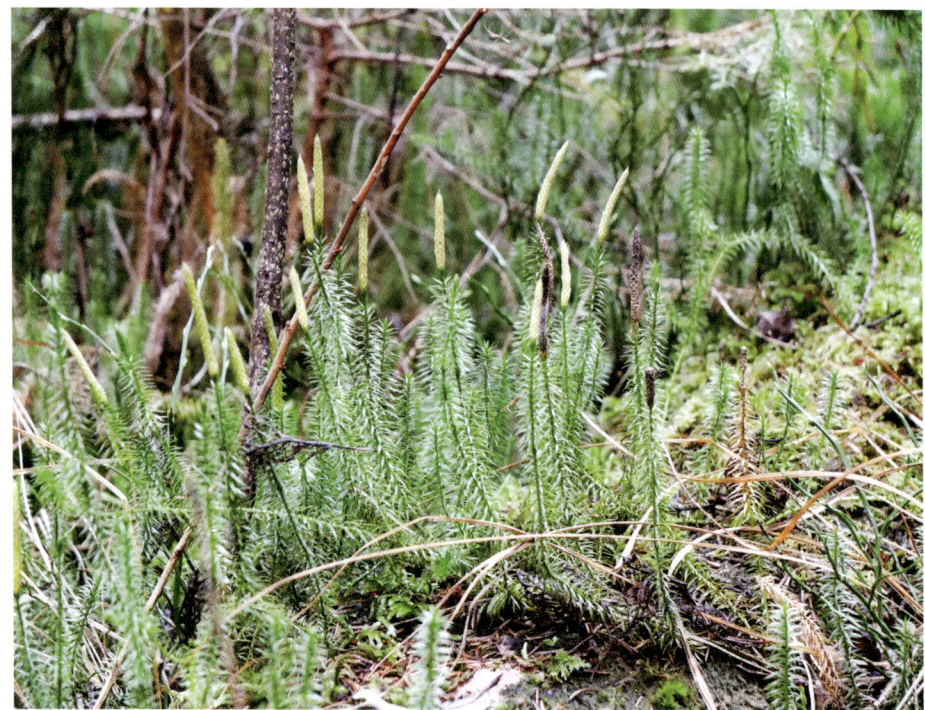

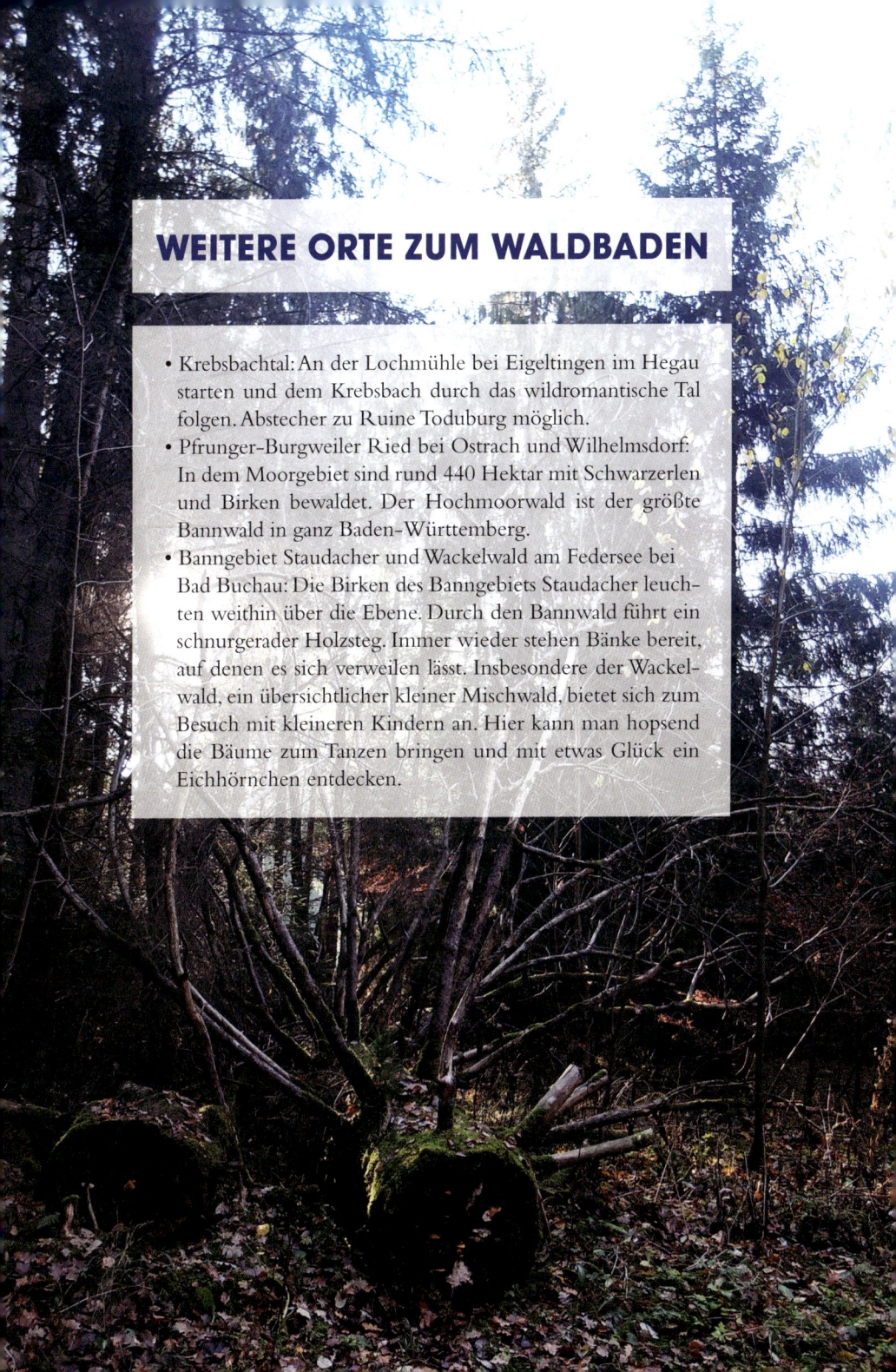

WEITERE ORTE ZUM WALDBADEN

- Krebsbachtal: An der Lochmühle bei Eigeltingen im Hegau starten und dem Krebsbach durch das wildromantische Tal folgen. Abstecher zu Ruine Toduburg möglich.
- Pfrunger-Burgweiler Ried bei Ostrach und Wilhelmsdorf: In dem Moorgebiet sind rund 440 Hektar mit Schwarzerlen und Birken bewaldet. Der Hochmoorwald ist der größte Bannwald in ganz Baden-Württemberg.
- Banngebiet Staudacher und Wackelwald am Federsee bei Bad Buchau: Die Birken des Banngebiets Staudacher leuchten weithin über die Ebene. Durch den Bannwald führt ein schnurgerader Holzsteg. Immer wieder stehen Bänke bereit, auf denen es sich verweilen lässt. Insbesondere der Wackelwald, ein übersichtlicher kleiner Mischwald, bietet sich zum Besuch mit kleineren Kindern an. Hier kann man hopsend die Bäume zum Tanzen bringen und mit etwas Glück ein Eichhörnchen entdecken.

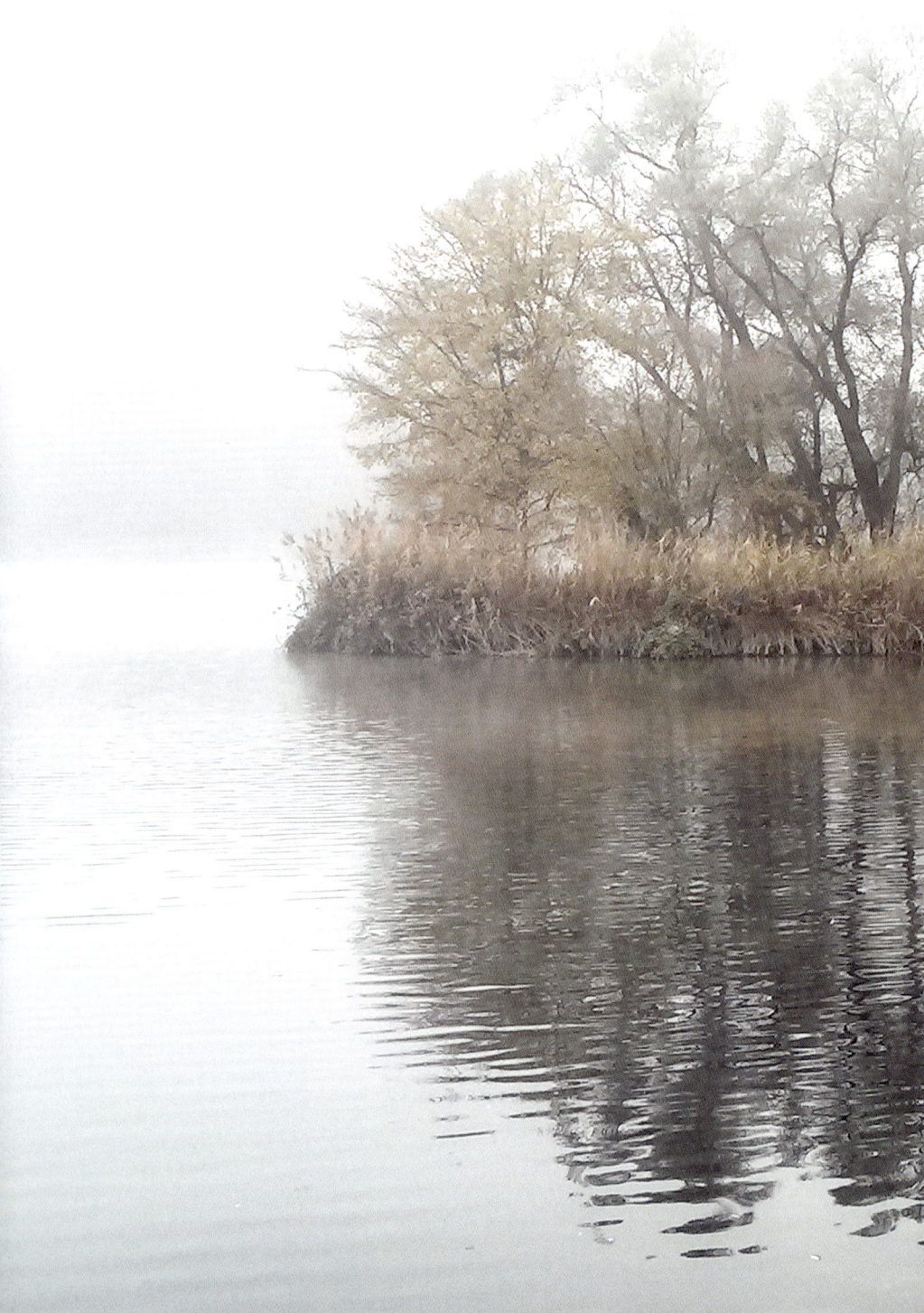

DIE RHEINAUEN IN DER OBERRHEINISCHEN TIEFEBENE

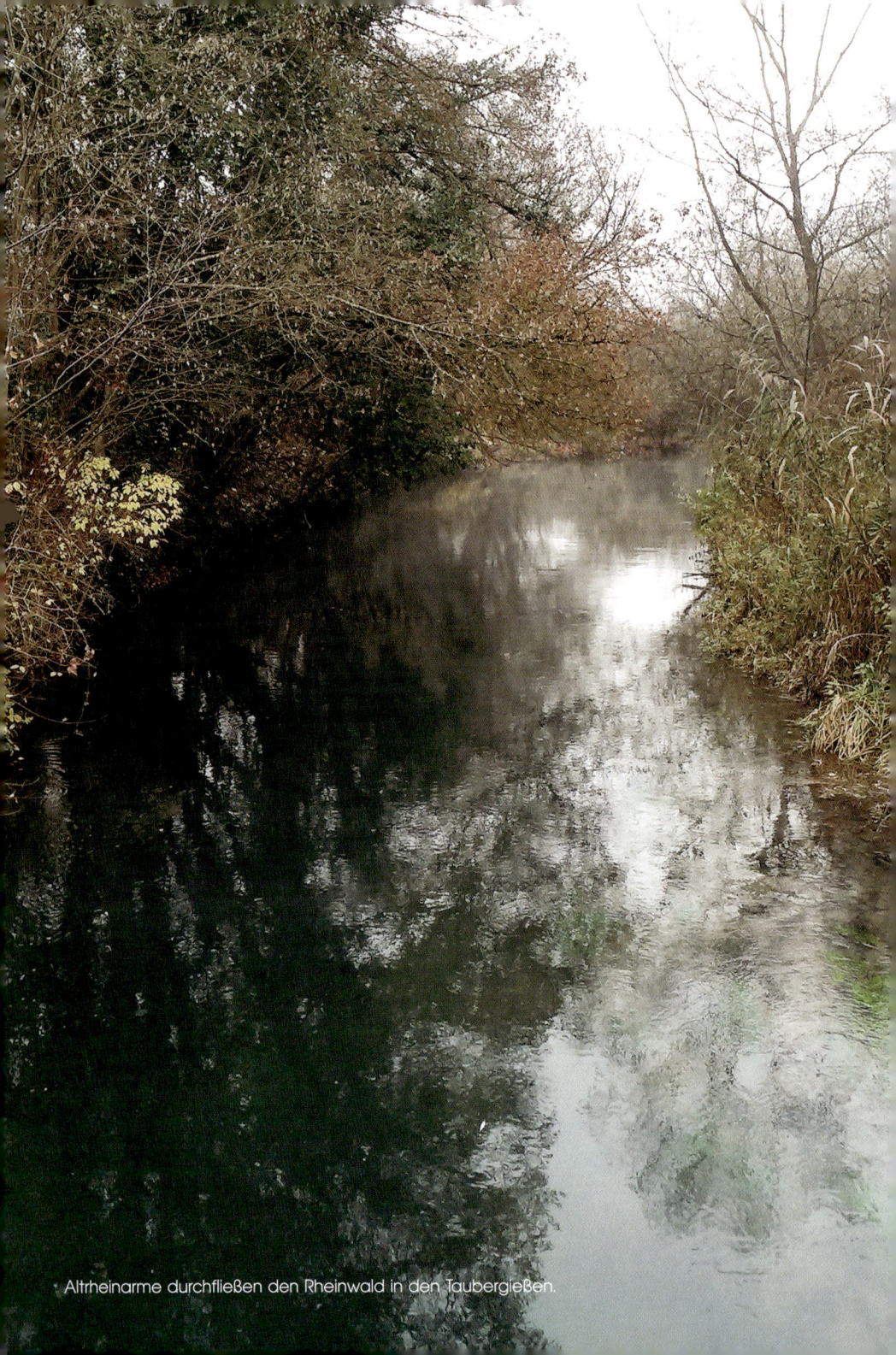
Altrheinarme durchfließen den Rheinwald in den Taubergießen.

ERHEBENDE WEITE UND GESCHÜTZTE RÜCKZUGSGEBIETE

Gigantische Kräfte haben vor 65 Millionen Jahren einen Prozess in Gang gesetzt, durch den der Oberrheingraben entstanden ist. Heute strömt hier der Oberrhein gen Norden und folgt dabei einem konkreten Plan. Kommt man von den beiden Schultergebirgen in die Rheinebene hinunter, so tut sich eine Weite auf, die erhebend wirkt. Der elsässische Romancier René Schickele (1883-1940) beschrieb dies mit den Worten: „Das Land der Vogesen und das Land des Schwarzwaldes sind wie zwei Seiten eines aufgeschlagenen Buches – ich sehe deutlich vor mir, wie der Rhein sie nicht trennt, sondern vereint, indem er sie mit seinem festen Falz zusammenhält."

Zu diesem übersichtlichen Eindruck hat die Flurbereinigung im Oberrheinischen Tiefland, das sich von Lörrach im Süden bis Mannheim im Norden als zehn bis 30 Kilometer breites Band hinzieht, massiv beigetragen. Der fruchtbare Talboden wurde großflächig in Felder und Äcker umgewandelt. Inzwischen setzt die Anerkennung als international bedeutsames Feuchtgebiet der fortschreitenden Versteppung Grenzen und schützt die einmaligen Wasser-Wald-Lebensräume. In Schutzreservaten bei Whyl, Rust und Rastatt bleiben Feuchtgebiete als überaus lebendige Biotope erhalten, und im Sommer blüht und zirpt es hier überall. Nirgendwo sonst in Deutschland herrscht ein wärmeres Klima als in dieser Oberrheinischen Tiefebene.

Im November-Nebel wandeln

Die Rheinauen sind ein Landstrich ständigen Wandels und andauernder Verwandlung. Wenn sich im November der Nebel den ganzen Tag nicht hebt, dann wandelt man hier wie in Watte gepackt auf einsamen Wegen. Im diffusen Licht verliert sich das Zeitgefühl. Für kurze Momente kann man sich in jener Zeit wähnen, in der die Aue noch so weit reichte, wie das Hochwasser des einst frei mäandernden Oberrheins die Landschaft flutete.

Die Rheinbegradigung: radikale Beschleunigung

Seit Flussbaumeister Johann Gottfried Tulla im Jahr 1817 mit der Begradigung des Rheins begonnen hat, haben sich die Rheinauen radikal verändert. Durch die erhöhte Fließgeschwindigkeit des Wassers hat sich das Flussbett vertieft. Der Grundwasserspiegel sank, und die Auwälder, in denen der Wasserstand zuvor immer wieder gestiegen und gesunken war, versteppten zunehmend. Die Entwässerung der Wiesen für landwirtschaftliche Zwecke hat etlichen Tieren die Lebensgrundlage entzogen; Kiebitz, Weißstorch und Uferschnepfe sind deshalb kaum noch anzutreffen.

Im Naturschutzgebiet Taubergießen und den Rastatter und Karlsruher Rheinauen lässt sich zumindest noch eine vage Vorstellung vom ursprünglichen Urwald im Oberrheingraben gewinnen, der einst extremen Schwankungen des Wasserstands standgehalten und diese ausgeglichen hat. Die nährstoffreichen Böden versorgen an die 20 Baum- und 30 Straucharten, die es zumindest ertragen, wenn das Wasser zeitweise ihre Wurzeln und Stämme bedeckt. Weiden, Pappeln und Erlen kennzeichnen die sogenannte Weichholzstufe, die nach wie vor häufig unter Wasser steht. Diese Bäume können mit Überschwemmungen am besten umgehen.

Die Silberweide: Meisterin im Bewältigen von Hochwassern

Die schmalen, lanzenförmigen Blätter der Silberweide bieten wenig Angriffsfläche für stürmische Wellen. Die Silberweide kann ein halbes Jahr und in Extremjahren bis zu 300 Tage im Wasser stehen. Wie die Erle bildet sie zwischen den Wurzeln luftgefüllte Zwischenräume. Und: Weiden können Luftwurzeln bilden. Eine ganz besondere Strategie setzt die Bruchweide ein: Ihre Äste haben gewissermaßen Sollbruchstellen, an denen sie wieder Wurzeln schlagen, wenn ein Sturm sie davontreibt. Hinter den Dämmen findet man Eschen und Feldulmen, imposante Stieleichen, Ahorn, Wildkirsche, Schwarznuss und Platanen. Dort, wo sich der Sand zu Dünen gesammelt hat, wachsen typischerweise Kiefern.

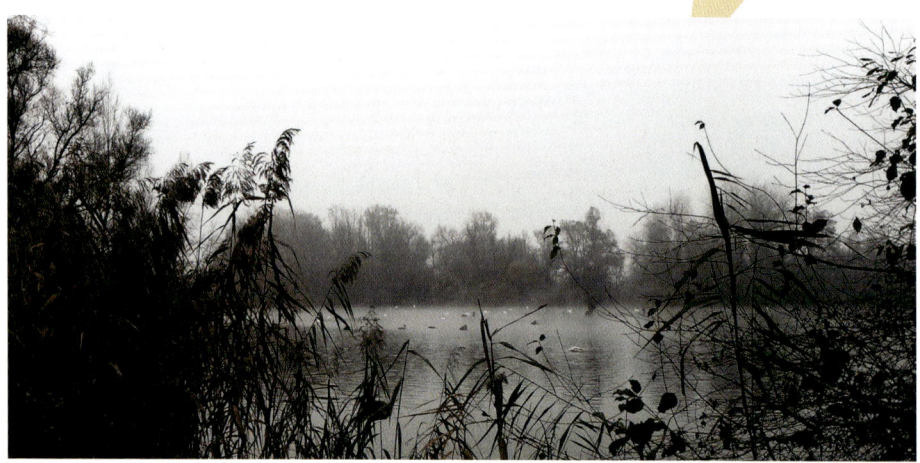

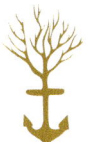

AUF DER SCHLAMMSAMMLEROUTE DURCH DAS NATURSCHUTZGEBIET TAUBERGIESSEN

 Zuckerbrücke hinter dem Europapark Rust, 77977 Rust

 Bei Bootstouren auf dem Taubergießen kann man die Auwälder vom Wasser aus erkunden.

Ein Baum, so heißt es, ist die Brücke zwischen Erde und Himmel. Hier im Naturschutzgebiet Taubergießen, so wird erzählt, haben Mönche vom Kloster Honau alle paar Meter eine Schwarz-Pappel zur Orientierung gepflanzt. Nicht als direkte Verbindung nach oben, sondern um schnurgerade auf der so genannten Kirchentraversale vom Kirchturm in Rheinau zum Kirchturm in Kappel-Grafenhausen zu gelangen. Für die missionierenden Gottesmänner waren die Bäume selbst bei dichtestem Nebel verlässliche Lotsen, die dafür sorgten, dass keiner verloren ging im Grenzland.

Auf der Schlammsammler-Route, die hinter Rust ab der Zuckerbrücke ausgewiesen ist, findet man sich tatsächlich auf einer fadengeraden Strecke wieder – hoch auf dem Damm. Von diesem Fußweg aus erhält man interessante Einblicke in die Auwälder.

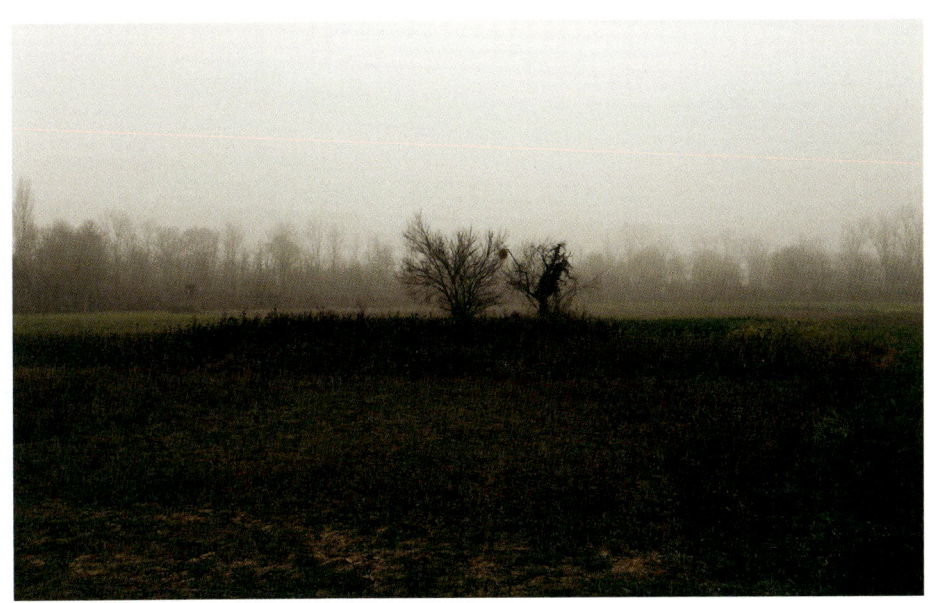

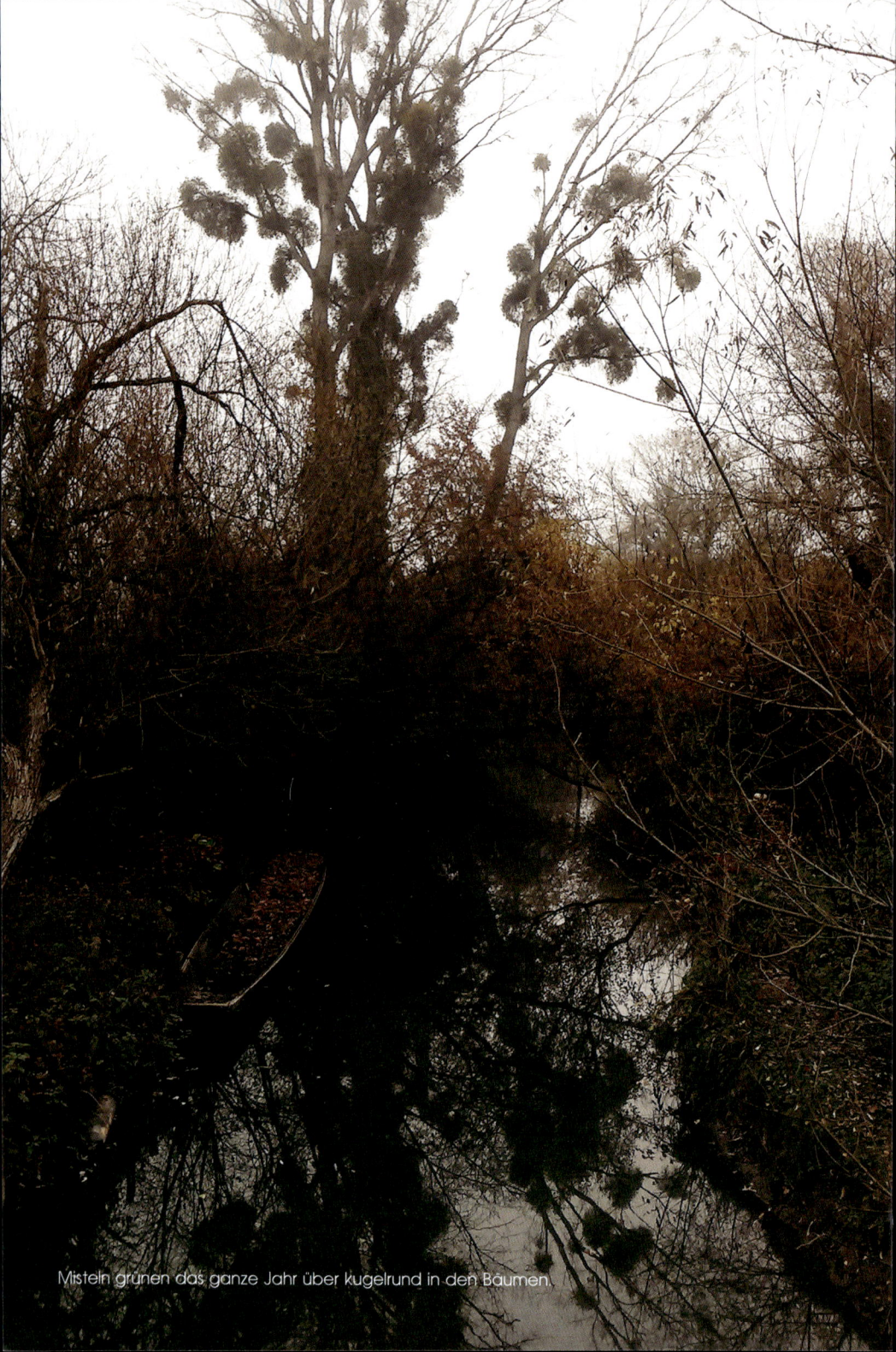
Misteln grünen das ganze Jahr über kugelrund in den Bäumen.

„Au": kleine Wort- und Namenskunde

Das Wort „Au" stammt aus dem Mittelhochdeutschen und bedeutet Wasser. Auwald bedeuten also: Wasserwald. Dem Namen nach ist Taubergießen kein sonderlich anziehender Ort: Als „taub" bezeichnen die Fischer seit jeher eher armselige Gewässer, in denen kaum ein Fang zu machen ist. „Gießen" meint Fließgewässer, die von Grundwasser gespeist werden. „Schlammsammler" werden die Vertiefungen genannt, in denen nur noch bei Hochwasser das Wasser steht.

Und wenn man so läuft im Zwielicht, das alles weichzeichnet und jede Kontur noch etwas bedeutsamer macht, dann kommt man ganz von selbst in einen Rhythmus, der Zwerchfell und Beckenboden in Schwingung versetzt.

Gehen und Atmen. Atmen und Gehen. Stehenbleiben und Innehalten. Beim Einatmen die Augen schließen und den Blick nach innen richten. Nehmen Sie Luft auf und stellen sich vor, wie Ihr feingliedriger Lungenbaum aufblüht und sich das feinverzweigte Geäst der Bronchien belebt.

Auch den französischen Schriftsteller Jean Giono („Der Mann, der Bäume pflanzte") hat ein Gang durch Wald und über Land immer wieder begeistert: „Welche Wohltat, tief Luft zu holen! Es ist derart wohltuend, dass man ganze Tage damit zubringen kann durchzuatmen. Und dabei stellt sich eine Art Vollrausch ein ..." Doch bevor man auf dem Dammweg abschweift und ins Uferlose gerät, lenkt das nahezu smaragdgrüne Wasser im Kanal die Gedanken zurück in den badischen Urwald. Kalligrafie-gleich zeichnet sich der dunkle Stamm einer Eiche und ihre schwarze Krone im milchigen Licht ab. Wie Schattenrisse treten jenseits des Damms Pappel-Silhouetten aus dem Nebel hervor, an deren Ästen Misteln kugelige Akzente setzen.

Die Mistel: sagenumwoben, immergrün und kugelrund

Misteln wachsen gleichzeitig in alle Richtungen. Sie sehen aus wie kugelrunde Sträucher, die hoch in den Bäumen leben. Immergrün geht dieser Halbschmarotzer artspezifisch mit Laub- und Nadelbäumen eine Symbiose ein. Die klebrigen Mistelsamen in den weißen Früchten werden von Vögeln in die Wirtsbäume getragen. Seit jeher werden der Mistel große Zauber- und Heilkraft nachgesagt. Mythologisch gilt sie als Sinnbild der Verwandlung. Nordische Sagen schreiben ihr außergewöhnliche Kräfte und Eigenschaften zu: Baldur, den kein auf dem Erdboden lebendes Wesen töten konnte, kam durch einen Mistelpfeil ums Leben.

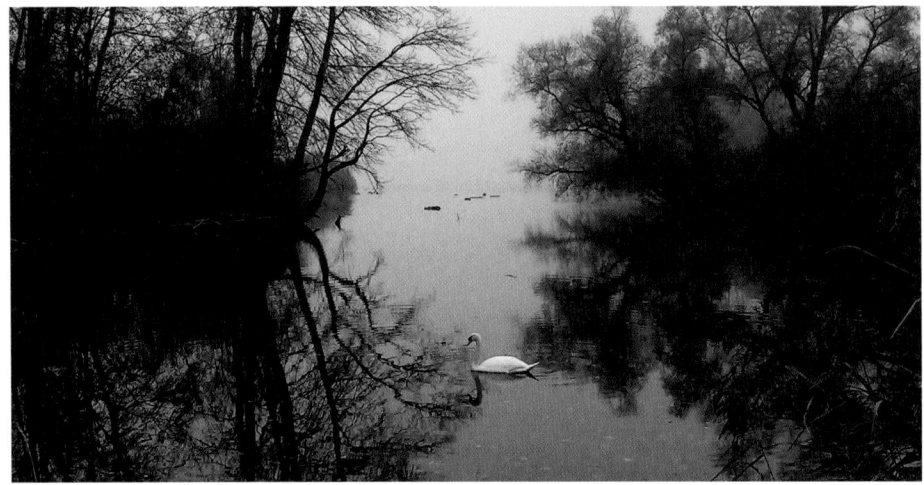

Je weiter man in den Auwald vordringt, desto dichter sind Bäume und Sträucher mit einem Netz von Schlingpflanzen verwoben. Es ist gar nicht so einfach, das Gestrüpp mit den Augen zu entwirren und einer bestimmten Art zuzuordnen. Ist da neben dem Efeu womöglich Schmerwurz auszumachen, dieses lianenähnliche Gewächs, das zur Familie der Yamswurzelgewächse gehört und im nahezu tropischen Klima am Oberrhein heimisch geworden ist? Manches darf hier auch einfach unklar bleiben. Denn genau dafür ist der Nebel ja auch da: für eine gewisse Unschärfe, durch die das Unsichtbare, Unbekannte und Geheimnisvolle mit ins Gesamtbild rückt. Das verändert die Wahrnehmung und lässt Intuitionen, Ahnungen und vielleicht sogar Visionärem Raum.

Links führt der Weg auf der Schlammsammleroute ins Auland, wo sich die Seitenarme des Flusses mit blanker Wasseroberfläche ausbreiten, als wollten sie die zahlreichen Wasservögel im Winterquartier willkommen heißen. Zahllose Enten und sehr viele Schwäne haben sich versammelt. Das Schilf erweist mit seinem ausgebleichten Ockerton dem vergangenen Sommer Reverenz und hält wacker seine spitz zulaufenden Fahnen quer übers Wasser. Im getrübten Licht gleichen sich Wasser und Himmel im Pastellton an. Viel Grau und ein Stich Lila verschwimmen hin zur Unwirklichkeit. Eine junge Hainbuche windet sich in rätselhaften Formen auf der Pfeifengraswiese, als wolle sie wie ein Gemälde zur Interpretation einladen.

Es hat viel für sich, dieses gemächliche Wandeln im Nebel. Mehr oder weniger behutsam wird man auf die eigene Befindlichkeit zurückgeworfen. Und schleichend stellt sich beim Gang in den Rheinauen ein Bewusstsein dafür ein, was fortdauernde Beschleunigung wie bei der Rheinbegradigung bewirkt: Und wie lohnend die Entschleunigung sein kann, wenn man nicht nur so schnell wie möglich von A nach B gelangen will, sondern sich Zeit für eine Landschaft nimmt. Dann erkennt man rasch, wie das Wasser immer wieder eine unerwartete Richtung einschlägt, und jede Schlaufe eine neue, überraschende Entdeckung mit sich bringt.

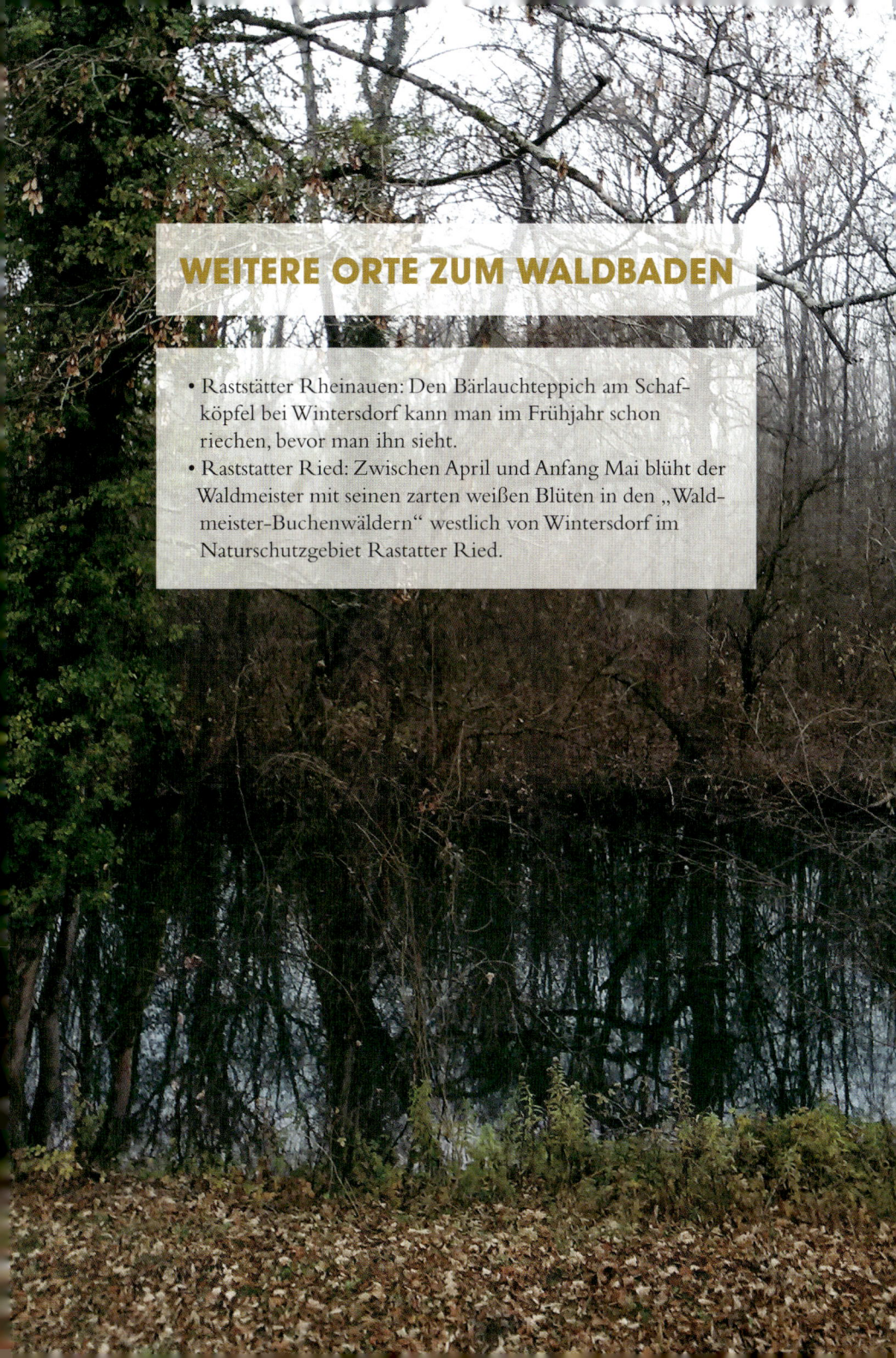

WEITERE ORTE ZUM WALDBADEN

- Raststätter Rheinauen: Den Bärlauchteppich am Schafköpfel bei Wintersdorf kann man im Frühjahr schon riechen, bevor man ihn sieht.
- Raststatter Ried: Zwischen April und Anfang Mai blüht der Waldmeister mit seinen zarten weißen Blüten in den „Waldmeister-Buchenwäldern" westlich von Wintersdorf im Naturschutzgebiet Rastatter Ried.

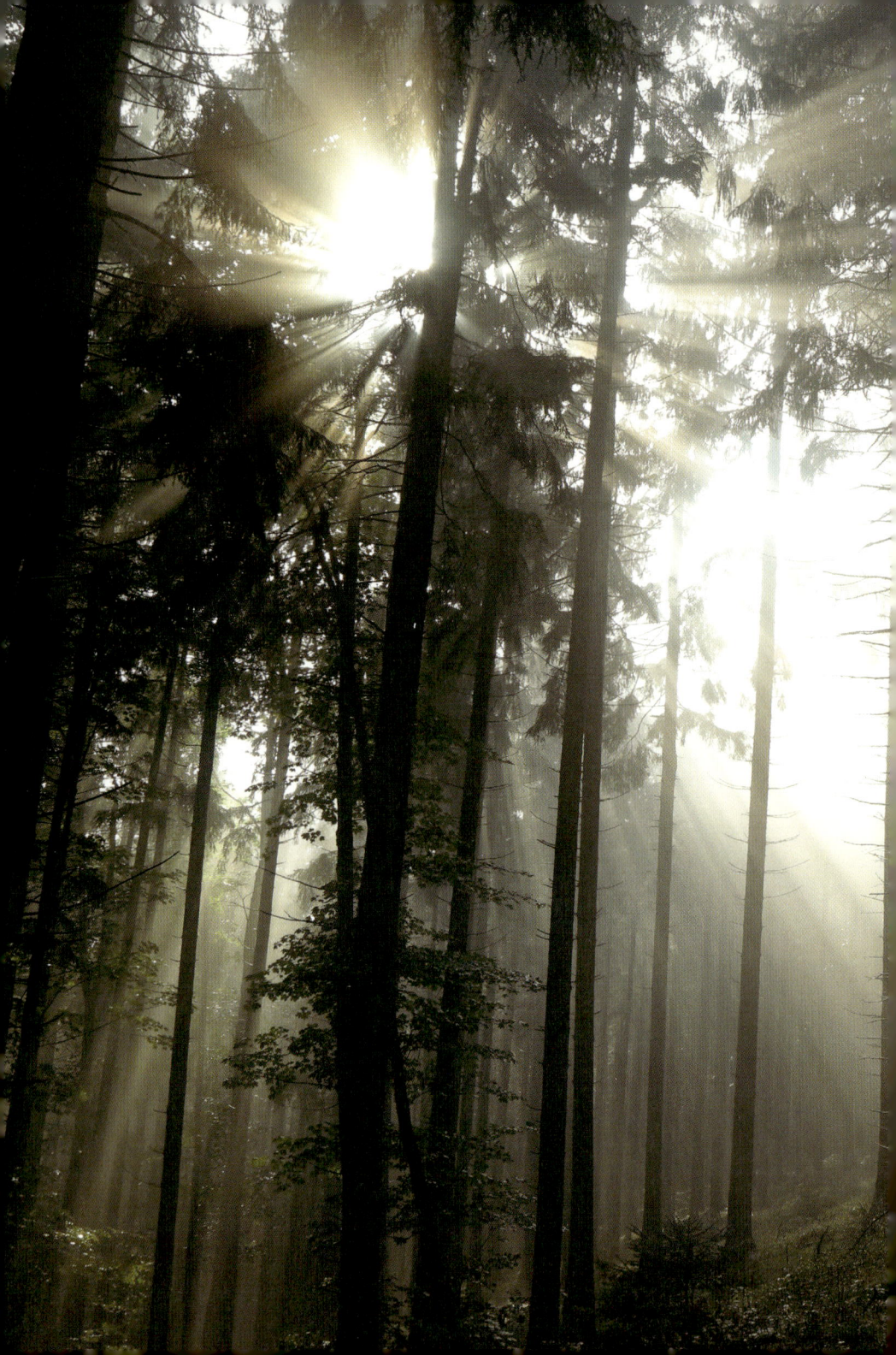

DER
SCHWARZWALD

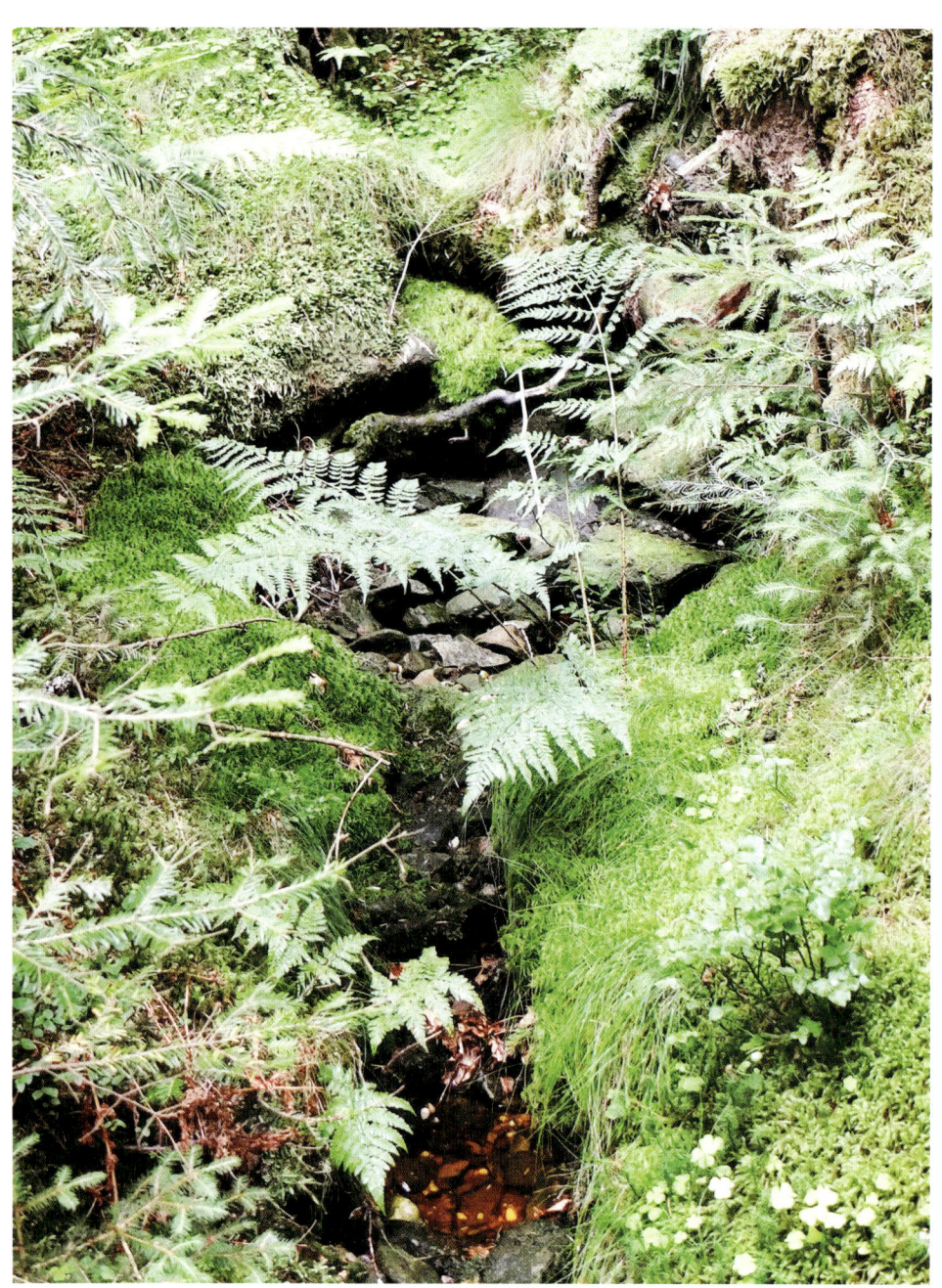
Der Boden ist das lebendige Gedächtnis des Waldes.

DER NORDEN: ANREGEND VON DEN TÄLERN BIS AUF DIE „SCHWARZDUNKLEN HÖH'N"

Von Weitem betrachtet wirken die Bergrücken im Schwarzwald mit den Fichten- und Tannenwäldern, die sich auf ihnen erheben, vielerorts wie eine Einheit. Tritt man in die Wälder dieser uralten Naturlandschaft ein, kann alles plötzlich ganz anders sein. Eben noch grün und erfrischend, dann wieder dunkel und düster, so ändert sich die Anmutung der „schwarzdunklen Höh'n" je nach Licht und Wetter mitunter innerhalb kürzester Zeit. Auch die Stimmung, die einen auf dem Weg durch den Wald erfasst, kann sich innerhalb weniger Schritte ins Gegenteil verkehren. Es sind diese Phänomene, die aus dem Schwarzwald mit seinen endlosen Wäldern, den Bächen und Wasserfällen, Seen und Schluchten ein unvergleichliches Ereignis machen – mystisch und wohltuend zugleich.

Ausgezeichnetes Heilklima

In diesem Mittelgebirge verbindet sich die Höhenluft mit einem gesundheitsfördernden Klima. An diesem Heilklima arbeiten die Bäume ununterbrochen; sie reinigen pausenlos die Luft und filtern sie staubfrei. Bei Besuchern wirkt sich das schon bei einem halbstündigen Spaziergang positiv auf die Gesundheit aus.

In den heilklimatischen Kurorten (von denen es im Schwarzwald 15 gibt) wird die reine Luft und die Sonnenintensität gezielt zur Therapie von Herz- und Kreislauferkrankungen, Stoffwechsel- und Blutdruckstörungen, Asthma und Bronchitis sowie nervösen Erschöpfungszuständen genutzt. Sechs dieser ausgezeichneten Orte liegen im Hochschwarzwald, im südlichen und damit höheren Teil des Schwarzwaldes: Hinterzarten, Titisee, Schluchsee, St. Blasien, Lenzkirch und Saig.

Wildtiere waren die ersten Entdecker der Heil- und Mineralquellen im Schwarzwald, die bereits von den Römern im *Abnoba Mons* geschätzt wurden. Verletzte Rehe etwa legten sich zur Linderung ihrer Leiden in und an diese Quellen und offenbarten so deren heilsame Wirkung. Schon im 14. Jahrhundert trafen sich im dereinst pompösen Wildbad die Fürsten und Grafen zur Kur. Ab dem 18. Jahrhundert wurde es Mode, zur Sommerfrische ins „Bad" zu gehen. So trafen sich vor 200 Jahren die Reichen, Schönen und Adeligen ganz selbstverständlich in mondänen Kurbädern wie Baden-Baden.

Stärkender Tannenduft

Den Wald hat diese ‚bessere' Gesellschaft zunächst gemieden. Erst ein Märchen von Wilhelm Hauff (1802-1827) machte dessen Vorzüge weithin bekannt. Denn die Schwarzwälder, wie sie Hauff in „Das kalte Herz" beschreibt, wirkten, „als ob der stärkende Duft, der morgens durch die Tannen strömt, ihnen von Jugend auf einen freieren Atem, ein klareres Auge und einen festeren, wenn auch rauheren Mut gegeben hätte".

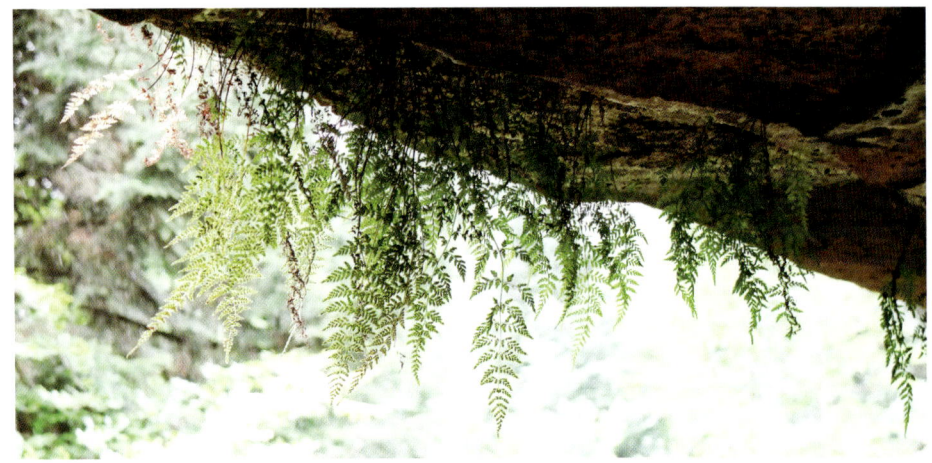

Nach und nach kamen immer mehr „Luftschnapper" in den Schwarzwald. Obendrein setzte sich die Erkenntnis durch, dass gerade die Höhenunterschiede im Schwarzwald sich so förderlich auf die Gesundheit auswirken.

Freudenstadt im Nordschwarzwald warb Anfang des 20. Jahrhunderts mangels eigener Heilquellen ganz gezielt für den gepflegten Spaziergang in seinem ozonreichen Parkwald auf 700 bis 1000 Meter Höhe, der als Geschenk der Natur jedem offensteht. Für den damaligen Bürgermeister Alfred Hartranft (1876-1916) war klar: „120 000 Morgen geschlossene Waldfläche, ein unübersehbares Meer von Fichten, Forchen, Kiefern, Weißtannen und saftstrotzendem Moos- und Heidegrund, zerrissenes Bergland in großartiger, bunter Szenerie, das gibt wohl eine Waldfrische, ein Waldleben und eine Waldluft, in der der Mensch mehr gesunden mag als in einer Universalheilstätte für Lungen und Nerven."

Aus aller Welt strömten Waldbader herbei und ließen es sich gutgehen: Mark Twain war da, amerikanische Filmstars brachten Hollywood-Glamour ins Fichtennadel-Bewegungsbad, für das im Kurmittelhaus geworben wurde, und selbst das englische Königshaus reiste in den tiefen Wald. Die Zeiten der glamourösen Schwarzwald-Kuren sind längst Vergangenheit. Stattdessen ist Wellness angesagt und beflügelt den Tourismus im Schwarzwald.

Die heilsame Wirkung des Waldes für Jedermann erklärt unter anderem der Biologe Clemens Arvay. Nicht zuletzt durch seine Untersuchungen weiß man: Bäume, Sträucher und Pflanzen lassen sich über Pflanzenstoffe Botschaften zukommen. Diese Terpene genannten Botenstoffe kann man im Wald riechen, denn sie machen einen Hauptbestandteil der ätherischen Öle von Kiefern, Fichten, Tannen und anderen Nadelbäumen aus. Auch Laubbäume sondern diese Pflanzenstoffe ab. Die Terpene in der Waldluft stärken das menschliche Immunsystem und helfen dabei, es auszugleichen, wenn es angegriffen ist.

Im Nordschwarzwald, der sich von Pforzheim im Norden bis Alpirsbach im Süden und bis zur Kinzig und dem jungen Neckar im Südosten erstreckt, hat der Nationalpark die Bedeutung des Walderlebnisses in unberührter Natur erneut in den Blickpunkt gerückt. Einstiegsstellen zum kürzeren oder längeren Waldbad gibt es hier wie im Südschwarzwald allüberall.

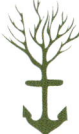

IM WELLNESSWALD IM WALDACHTAL

 Vom ZOB in Lützenhardt, 72178 Waldachtal, den Schildern zum Breitenbach folgen oder direkt am Breitenbach parken

 Zu den Rebalancing-Plätzen gehören ein Trinkbrunnen und Meditationspfad.

Der Wellnesswald in Lützenhardt heißt rund um die Uhr zur sauerstoffreichen Waldkur willkommen. Der Einstiegs-Parcours eignet sich für die ganze Familie und regt an, gleich hinterm Waldrand in Stille und Fülle einzutauchen. An den ersten Stationen stehen Summsteine. Sie kommen durch Klang in Resonanz mit sich selbst. In Waldhängematten kann man lauschen, wie der Wald selbst klingt. Auf dem Pfad zur gefassten Quelle gibt es Stationen für Achtsamkeitsübungen. Folgt man dem vier Kilometer langen Wellnessweg weiter rund um den Ochsenkopf, so gelangt man zur Windharfe, die aus Luft Musik macht. Am Waldrand von Hörschweiler führt der Forstweg in den tiefen Tannen- und Fichtenwald. Die Intensität des Lichts lässt nach, alles wirkt grüner. Die Luft ist feuchter und der Boden so locker und weich, dass jeder Schritt etwas federt, der Gang leichter wird. Hier ist es bei Hitze um die zwei bis drei Grad kühler – und das ganze Jahr über nahezu völlig staubfrei. Ätherische Öle tragen dazu bei, dass sich die Lungen in der Waldluft regenerieren, Körper, Geist und Seele erfrischt werden.

Der Kreuzschnabel

Die frischen Triebe der Fichte sind reich an Vitamin C, und das weiß insbesondere der Kreuzschnabel zu schätzen. Er kommt während der Winterzeit in Scharen aus Sibirien angeflogen und pickt die Seitentriebe der Zweige weg. Fährt dann der Wind in die Fichte, fallen die Vordertriebe als verräterische Spuren des Festmahls zu Boden. Der Kreuzschnabel spaltet auch die Schuppen der Zapfen auf und holt sich die Samen heraus. Wegen seines besonderen Schnabels und der roten Brust trägt er den Beinamen „Herrgottsvogel": Der Legende nach hat er mit seinem gekreuzten Schnabel versucht, die Nägel aus dem Kreuz Jesu zu ziehen und ihn vor dem Tod zu bewahren.

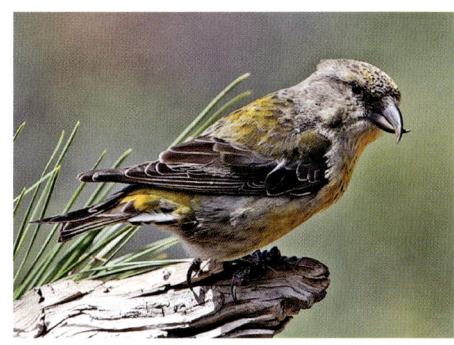

Die Lebensadern im Nordschwarzwald

Wie Lebensadern durchziehen Täler mit Bächen und Flüssen den Schwarzwald. Sie sammeln das Quellwasser von den Hängen und aus den Wäldern in Gewässern, die sich in ihrem Lauf der Landschaft völlig frei angepasst haben.

In Pforzheim, der nördlichen Pforte zum Schwarzwald, kommen gleich drei Täler zusammen: das über 45 Kilometer dichtbewaldete Tal der Enz, das offenere, freundliche Nagoldtal und das Würmtal.

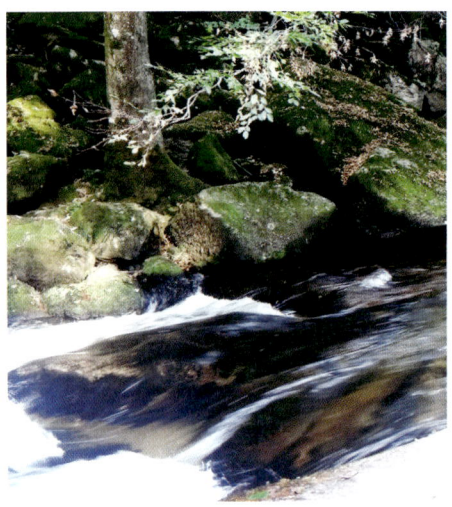

Es rauscht, gluckst, gurgelt und trommelt: Das Wasser in den Schwarzwald-Tälern.

Erst kamen die Mönche flussaufwärts, dann gingen die Bäume flussabwärts auf Reisen

Lange galt der Schwarzwald als düster und dunkel, unwegsam und menschenleer. Ab dem 7. Jahrhundert wurde er allmählich besiedelt und genutzt. Von den ersten Klöstern aus wurde damit begonnen, den Wald zu roden und urbar zu machen. Der Wald wurde zum Forst. Zu den Waldbauern gesellten sich Bergleute, Hammerschmiede, Köhler, Harzer und Flößer. Sie alle lebten vom Wald. Stämme wurden zwischen dem 13. und 19. Jahrhundert für den Haus- und Schiffsbau bis nach Amsterdam geflößt. Das Holz, das abseits der Wasserstraßen wuchs, verkohlte auf den Meilern der Köhler und wurde zu Brennstoff für Glasbläsereien und Erzgruben. Auch die Löffelschnitzer, Uhrmacher, Schindelmacher und etliche weitere Holzberufe nutzen den Wald. Anfang des 19. Jahrhunderts waren die Wälder geplündert – und wurden hauptsächlich mit Fichten wieder aufgeforstet, der Baumart, die nach Kahlschlägen am leichtesten anwächst.

Folgt man der Enz talaufwärts, so kommt man nach Neuenbürg, wo Kelten schon 500 Jahre vor Christus siedelten. Im Nachbartal schlängelt sich die Nagold an die hundert Kilometer durch den nördlichen Schwarzwald, bevor sie in Pforzheim in die Enz mündet. Das Nagoldtal ist breiter und offener als das der Enz. Von ihm geht bei Bad Liebenzell das Monbachtal ab, eines der romantischsten Täler im Schwarzwald. Von hier ist es nicht weit bis nach Hirsau.

Der Ulmenbaum vom Hirsauer Kloster und die Wunderkiefer von Bad Herrenalb

Vom Benediktinerkloster Hirsau gingen etliche weitere Klostergründungen aus: Alpirsbach, St. Georgen und Zwiefalten galt Hirsau als Vorbild. Das Hirsauer Kloster wurde 1692 zerstört, die Schlossruine rund 100 Jahre später von einer Ulme erobert: 200 Jahre spannte sie ihre Krone als Dach über das Gemäuer, bevor auch sie 1989 dem Ulmensterben zum Opfer fiel. Ludwig Uhland (1787-1862) verewigte diesen Ulmenbaum in einem vielzitierten Gedicht:

> *Er wurzelt tief im Grunde*
> *Vom alten Klosterbau*
> *Er wölbt sich statt des Daches*
> *Hinaus ins Himmelsblau.*

Nicht so unvergesslich besungen, aber ebenfalls denkwürdig ist die „Wunderkiefer", die auf einem Mauerrest des Klosters in Bad Herrenalb wächst. Sie reckt sich von dem so genannten Paradies aus seit rund 200 Jahren immer noch ein Stückchen näher zum Himmel.

Allein schon das Alter, das Bäume erreichen können, spricht für ihre massiven Abwehrkräfte gegenüber Schädlingen und Schadstoffen. Dabei leben sie uns völlige Unaufgeregtheit vor, hebeln mit ihrem Alter unseren Zeitbegriff aus und halten auch noch extremen (Wetter-)Belastungen stand.

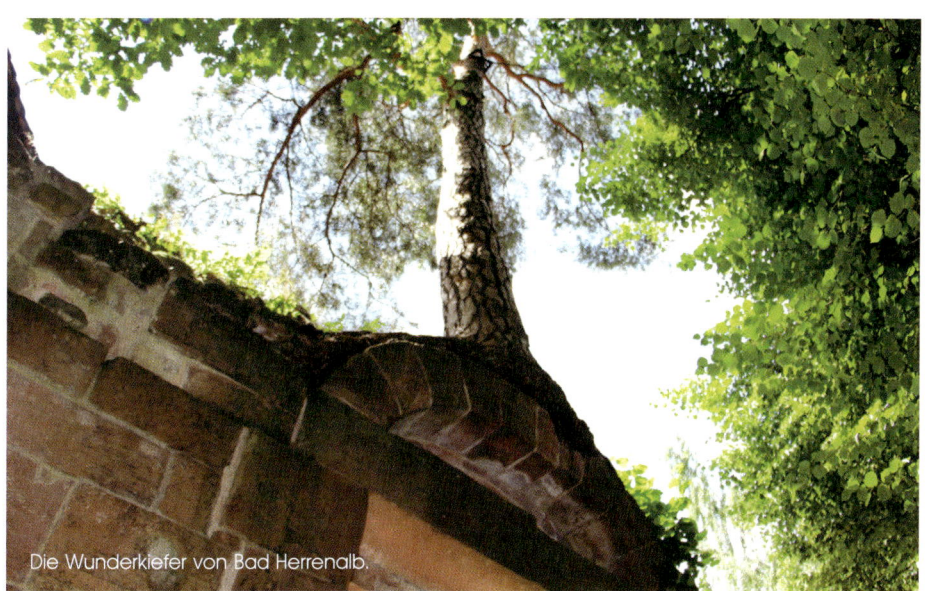

Die Wunderkiefer von Bad Herrenalb.

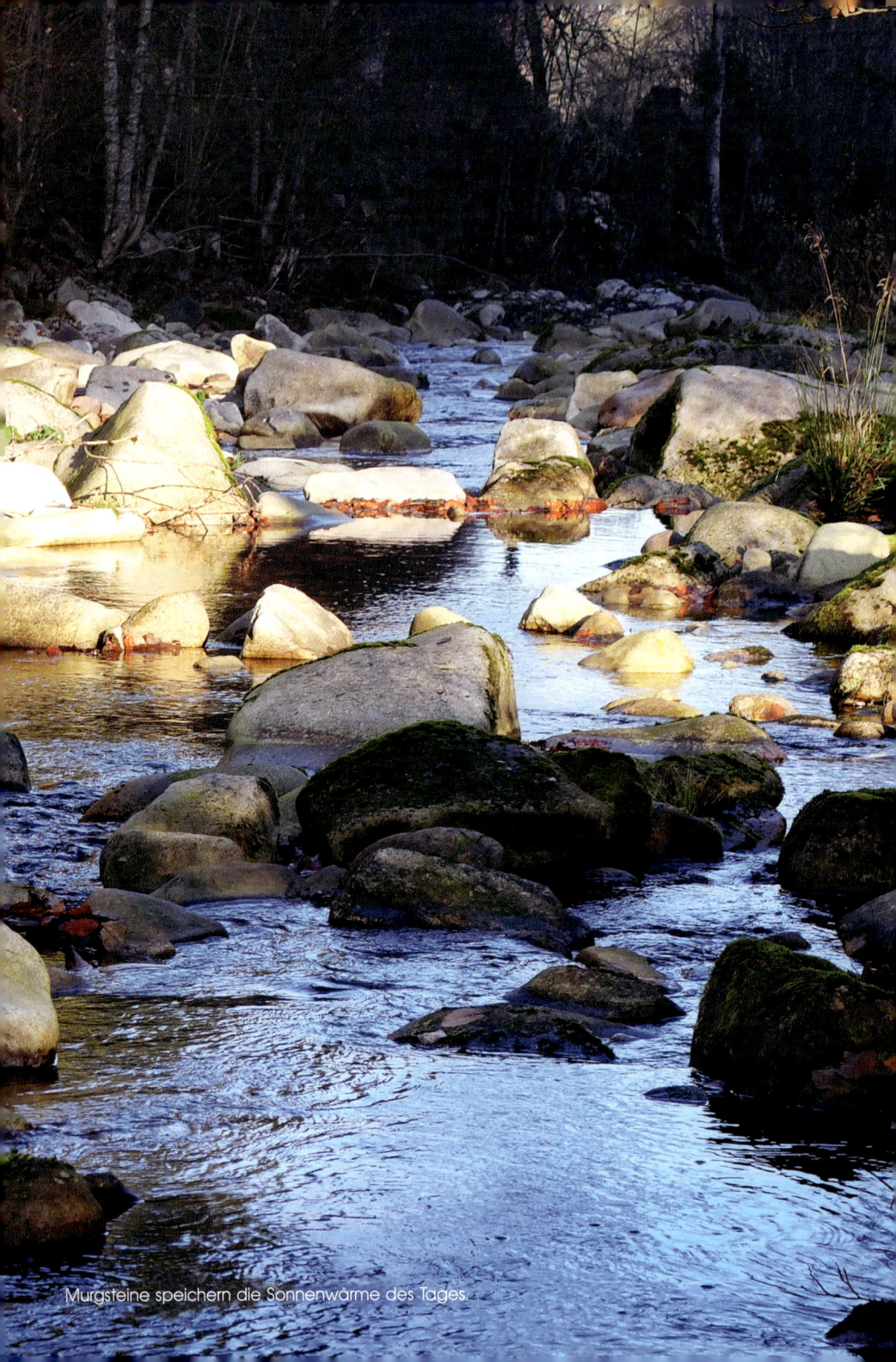
Murgsteine speichern die Sonnenwärme des Tages

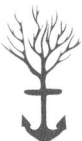

IM TAL DER STEINE: DAS MURGTAL

 Parkplätze entlang der B 462 zwischen Schönmünzach und Forbach. Bushaltestelle Kaltenbach und S41-Haltestelle Raumünzach, 76956 Forbach

 Der Westweg quert das Murgtal über eine historische Holzbrücke in Forbach.

Eines der geologisch interessantesten Täler im Nordschwarzwald ist das Murgtal. Glattgewaschene Wackersteine und riesengroße Granitbrocken liegen weithin mitten im Bachbett. Man kann von Stein zu Stein springend und kletternd kilometerweit trockenen Fußes durch das Bachbett gelangen. Bei der Schmelze der letzten Eiszeit wurden diese Stein-Giganten am Bauch gewaltiger Gletscher hierher geschoben. Licht und hellgrün schirmen ausladende Buchen die windgeschützten Kuhlen und Sandstrände am Ufer zwischen dem uralten Gestein ab. An den schattigen Stellen überzieht Moos die Steine. Hier kann man sich beim Sonnenbad mitten im Fluss selbst am Abend noch durchströmen lassen von der Sonnenwärme des Tages. Unverrückbar und schweigsam durch alle Zeiten liegen diese Steine wie unumstößliche Wahrheiten da und sind doch im fortwährenden Austausch mit dem sich ständig wandelnden Wasser, das sie mit unaufhörlichem Gegurgel, Rauschen und Glucksen umfließt. Hart und weich, fest und fließend kommen hier Elemente zusammen, über deren Beständigkeit und Veränderung nachzudenken lohnt.

Welche Namen fallen Ihnen ein für diese ursprünglichen Formen, die hier hingewürfelt auf ihre Taufe warten? Schauen Sie genau hin: Da liegt die Flache Flunder, dort die Schlafende Schildkröte, drüben ein riesengroßer Stein des Anstoßes. Suchen Sie Ihren persönlichen Stein aus, der Sie anspricht. Geben Sie ihm einen Namen – der gerne Ihr Geheimnis bleiben darf.

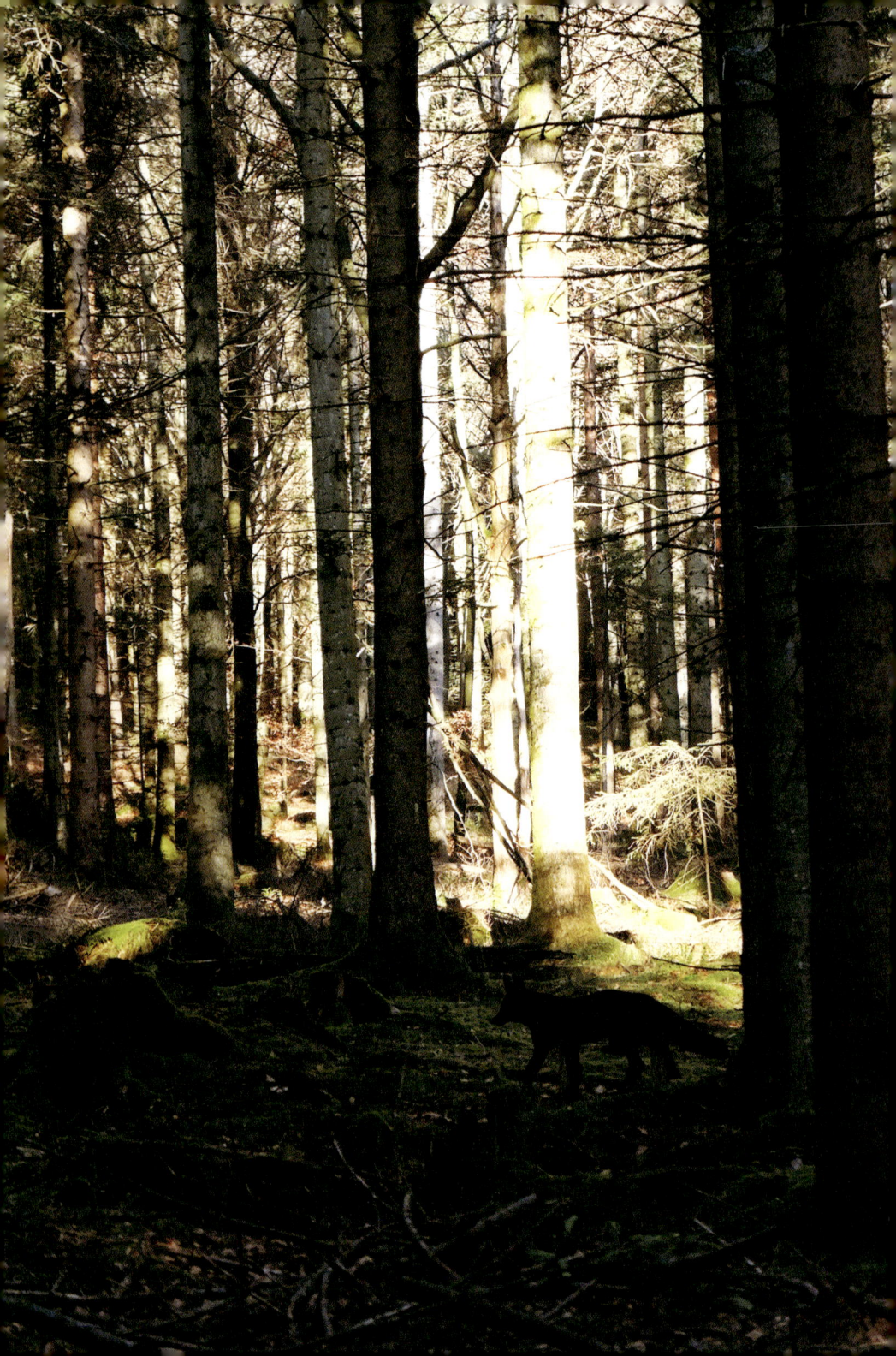

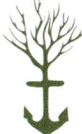

AUF DEM HERRENWIESER WURZELWEG ZUR NEUKUM-TANNE

 Kirche in Herrenwies, 76956 Forbach

 Ein Abstecher zum stillen Herrenwieser See führt zur höchsten Karwand im Nordschwarzwald, die 170 Meter hoch aufragt.

Gleich nach der Kirche in Herrenwies führt der buntsandsteinige Wurzelweg mitten in den stillen Tannen-Fichten-Wald. Im Gegenlicht zeichnen sich die Konturen der Bäume fast schwarz ab. Die leichte Steigung bringt den Kreislauf auf Touren. Mit jedem Atemzug nimmt man Ausdünstungen des Waldes auf und legt bei jeder Tier-Skulptur, die zwischen den Bäumen hervorlugt, eine ganz bewusste Verschnaufpause ein. Dieses Bergan-Steigen führt einem den Boden dicht vor Augen.

Bald schon geht es auf einem Forstweg wieder bergab. Die nach einem Forstdirektor benannte Tanne mit ihren gewaltigen 40 Metern Höhe verschafft sich bei jedem, der hier vorbeikommt, Respekt. Vor allem, wenn man weiß: Rund 600.000 Nadeln setzt eine einzelne Tanne ein, um ganzjährig Staub, Bakterien und Pilze aus der Luft zu filtern. Die Tanne nimmt wie jeder Baum Kohlendioxid auf, das Menschen ausatmen. Sie benötigt dieses für ihr Wachstum und gibt dafür frische, sauerstoffreiche Luft ab.

Suchen Sie sich eine Tanne, die Ihrer eigenen Größe entspricht, und tauschen Sie mit diesem kleinen Baum ein paar Atemzüge lang Kohlendioxid gegen Sauerstoff aus. Bedanken Sie sich mit einer kleinen Verneigung für die gute, frische Luft.

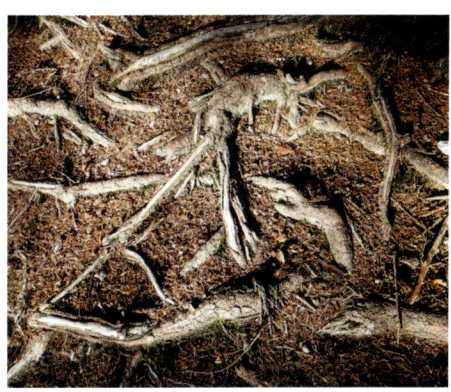

Waldboden mit knorrigen Wurzeln.

Die Tanne: delikate Nadeln und ein majestätisches Alter

Majestätisch verströmt die Tanne ihren Duft nach Zitrus und Gewürz. Schon Hildegard von Bingen empfahl bei Kopf- und Herzleiden eine Tannensalbe und bei offenen Wunden eine Tannenharz-Behandlung. Pfarrer Kneipp riet dazu, sich eine eingetopfte Tanne ins Zimmer zu stellen. Mittlerweile ist die Tannenverbreitung im Vergleich zur Fichte ins Hintertreffen geraten, und immer wieder werden beide verwechselt. Dabei lernt im Schwarzwald schon jedes Kind: Fichte sticht, Tanne nicht. Weitere Erkennungszeichen der Tanne sind: Der silbergraue Stamm und Zapfen, die aufrecht am Ast wachsen und auch dort zerbröseln. Doch das Wesentliche ist für die Augen unsichtbar: Mit ihren Pfahl- und Herzwurzeln wurzelt die Tanne ausgesprochen tief und hält somit Stürmen als auch trockenen Sommern besser Stand als die Fichte. Tannen werden bis zu 700 Jahre alt. Allerdings gelten ihre Nadeln bei den Tieren des Waldes als echte Delikatesse, was oft zu Wildverbiss führt.

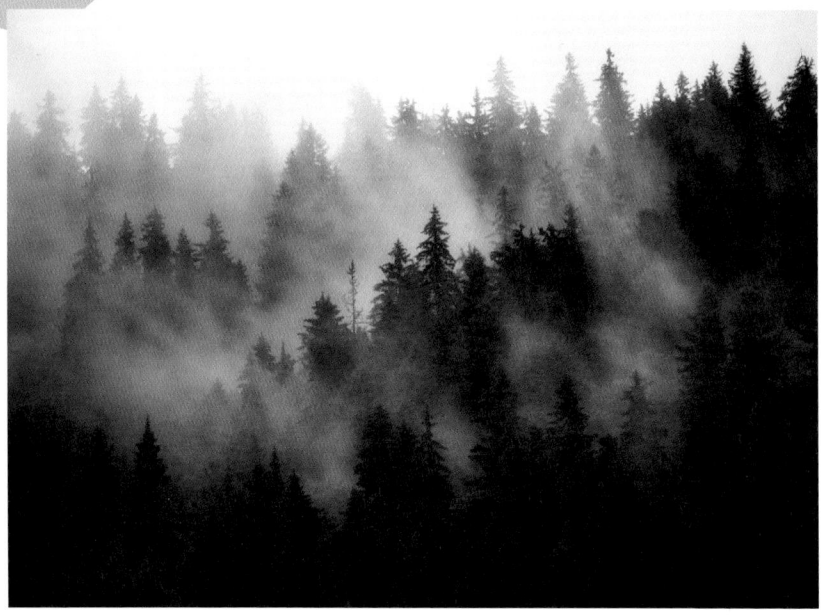

Doch am beeindruckendsten hier oben auf der Höhe zwischen Württemberg und Baden ist die tiefe, gehaltvolle Stille. Wenn man selbst lange genug stillhält, dann kann man einen Specht hören oder die von einem Eichhörnchen abgenagte Spindel eines Tannenzapfens, die zu Boden fällt.

Der Schwarzwald im Wandel der Jahrtausende

Gletscher haben die Urgebirge aus Granit und Gneis abgeschliffen. Zur letzten Eiszeit war der Schwarzwald waldlos. Birke und Kiefer wanderten um 10.000 vor Christus als erste ein und kehrten nach einem Klima-Intermezzo um 8000 vor Christus erneut zurück. Linde, Esche und Erle folgten. Um 6000 vor Christus hatten sich Mischwälder mit Eiche, Ulme, Linde und Esche gebildet. Etwa 3000 vor Christus dominierten schließlich Tanne und Buche. Der ursprüngliche Buchen-Tannen-Wald, wie er hier seit etwa 3000 Jahren wuchs, wurde in der Neuzeit für den Schiffbau und Holzhandel regelrecht geplündert. Nachdem als Reparationszahlung nach den Weltkriegen nochmals Wälder kahlgeschlagen wurden, setzte man bei der Wiederaufforstung hauptsächlich auf Fichte. Diese verdrängte die Tanne mehr und mehr - bis zum zweiten Weihnachtsfeiertag 1999. Damals fegte „Lothar" rund 40.000 Hektar Wald nieder.

Der Waldboden ist das Gedächtnis des Waldes: Stellen Sie sich ganz fest mit beiden Beinen auf den Boden. Erden Sie sich, pflanzen Sie Ihre Zehen, Ballen, Fersen in den Waldboden unter Ihnen. Nehmen Sie ihn wahr, in seiner Beschaffenheit, und wenn Sie ihn ganz spüren, dann manchen Sie ein paar Schritte, in denen Sie ganz verweilen – von Kopf bis zur Sohle.

Die Holzwirtschaft und der Tourismus prägen den Schwarzwald unserer Tage. Neuerdings setzt der Nationalpark neue Akzente. Er ist Schutzzone für Tiere und Pflanzen, Lern- und Erlebnisgebiet für Menschen – und bei all dem ein einmaliger und lebensnotwendiger Erkenntnisraum: Hier kann man zur Natur und deren Maßstäben zurückfinden.

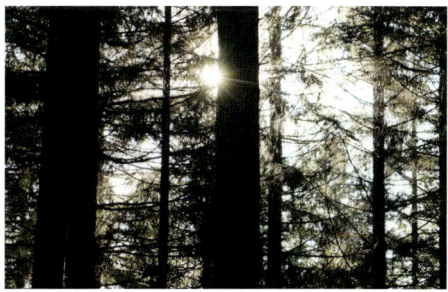

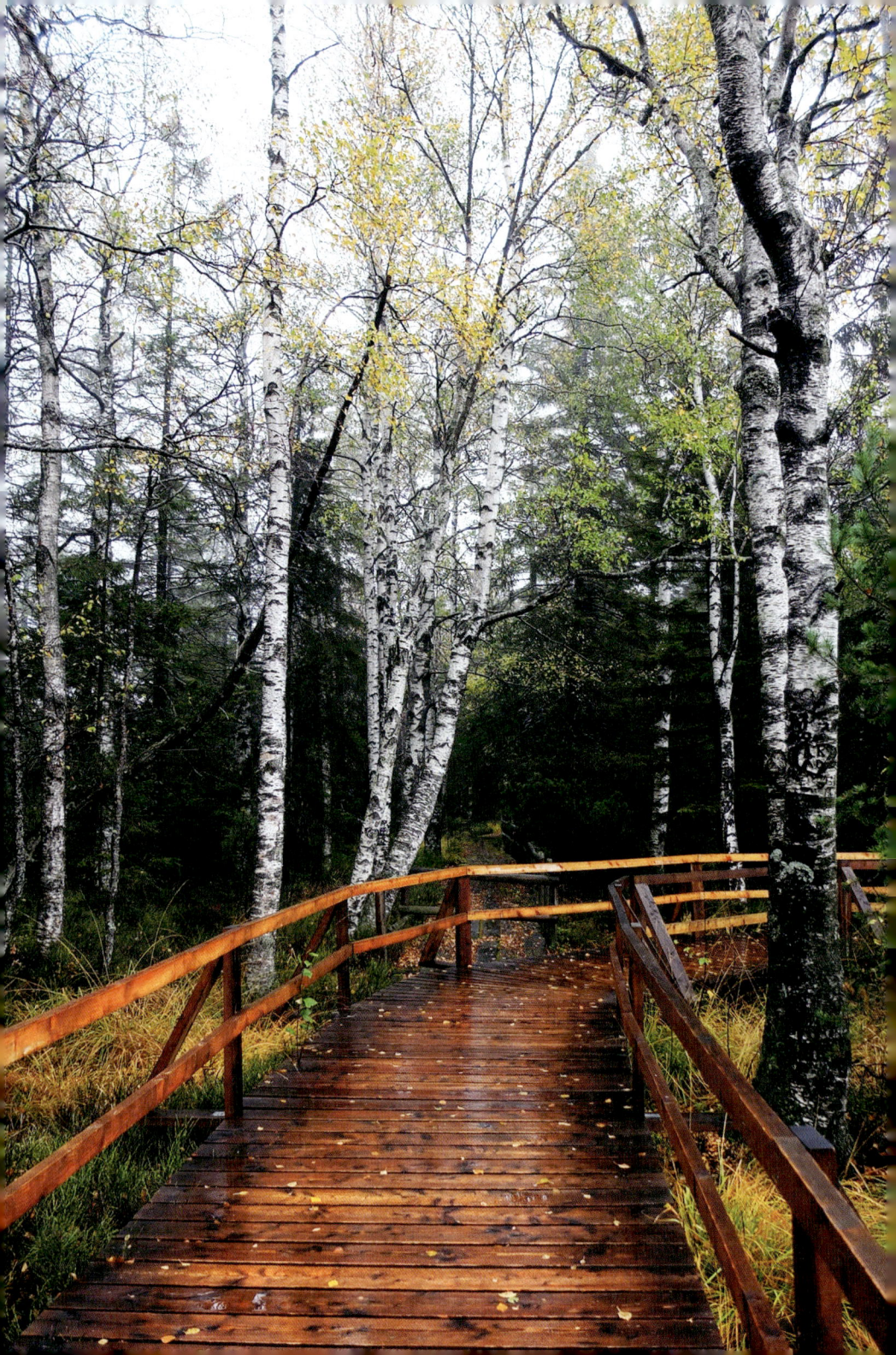

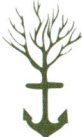

DAS RAUSCHEN IM WALDE
AUF DEM HOCHMOOR KALTENBRONN

 Infozentrum, 76593 Kaltenbronn

 Der badische Großherzog Friedrich I. favorisierte Anfang des 20. Jahrhunderts Kaltenbronn als sein liebstes Jagd- und Erholungsgebiet.

Das Hochmoor von Kaltenbronn liegt im größten Bannwald Baden-Württembergs auf dem langgestreckten Rücken zwischen Wildbad und Gernsbach. Mit dem gut ausgeschilderten Wegenetz und der wetterfesten Beschilderung mit Informationen zu Flora und Fauna ist das Gebiet gut vorbereitet auf den täglichen Zustrom von Gästen, die sich das größte Hochmoor Europas anschauen wollen.

Über den schwingenden Torfboden führt ein schnurgerader Holzbohlenweg zum Wildsee. Birken halten sich mit der Ausdauer zäher Ponys auf dem Plateau und künden auf ihren Stämmen mit schwarz auf weiß gezeichneten Botschaften von Wind und Wetter. Wo sie alters- oder sturmbedingt stürzen, bleiben sie im Moor liegen – und ragen mitunter in bizarren Gesten aus den Sträuchern. Gedrungene Moor-Kiefern kommen auf dem nährstoffarmen, sauren Boden ganz gut zurecht, der für andere Pflanzen geradezu lebensfeindlich ist. Auch für Pfeifengras, Sonnentau und Moormoosbeere herrschen hier ideale Bedingungen.

Dann liegt er da, der Wildsee im Moor, dieser Kolk mit dem weichen, klaren, braunen Wasser. Wind kräuselt über das Wasser, trübt den Wasserspiegel mit blinden Flecken und läuft in kleinen Wellen aus.

Erika- und Heidelbeersträucher haben sich blank und struppig dem Herbst ergeben. Der Bannwald hat Raum für die Wurzelteller, die von den letzten Stürmen künden und den schwarzen Torf zwischen verkrümmtem Wurzelgeflecht festhalten. Kleine Fichten-Schösslinge samen sich auf ihnen vorwitzig an, und Baumpilze bilden Terrassen mit diversen Stockwerken.

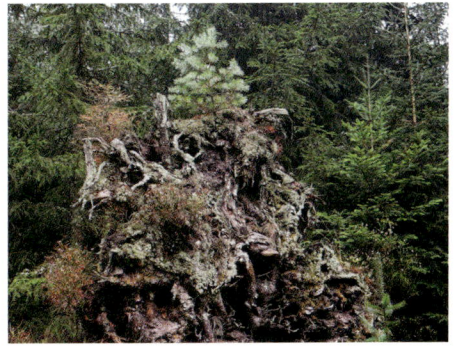

Im Bannwald von Kaltenbronn überdauern Sämlinge bei Wind und Wetter auf Wurzeltellern.

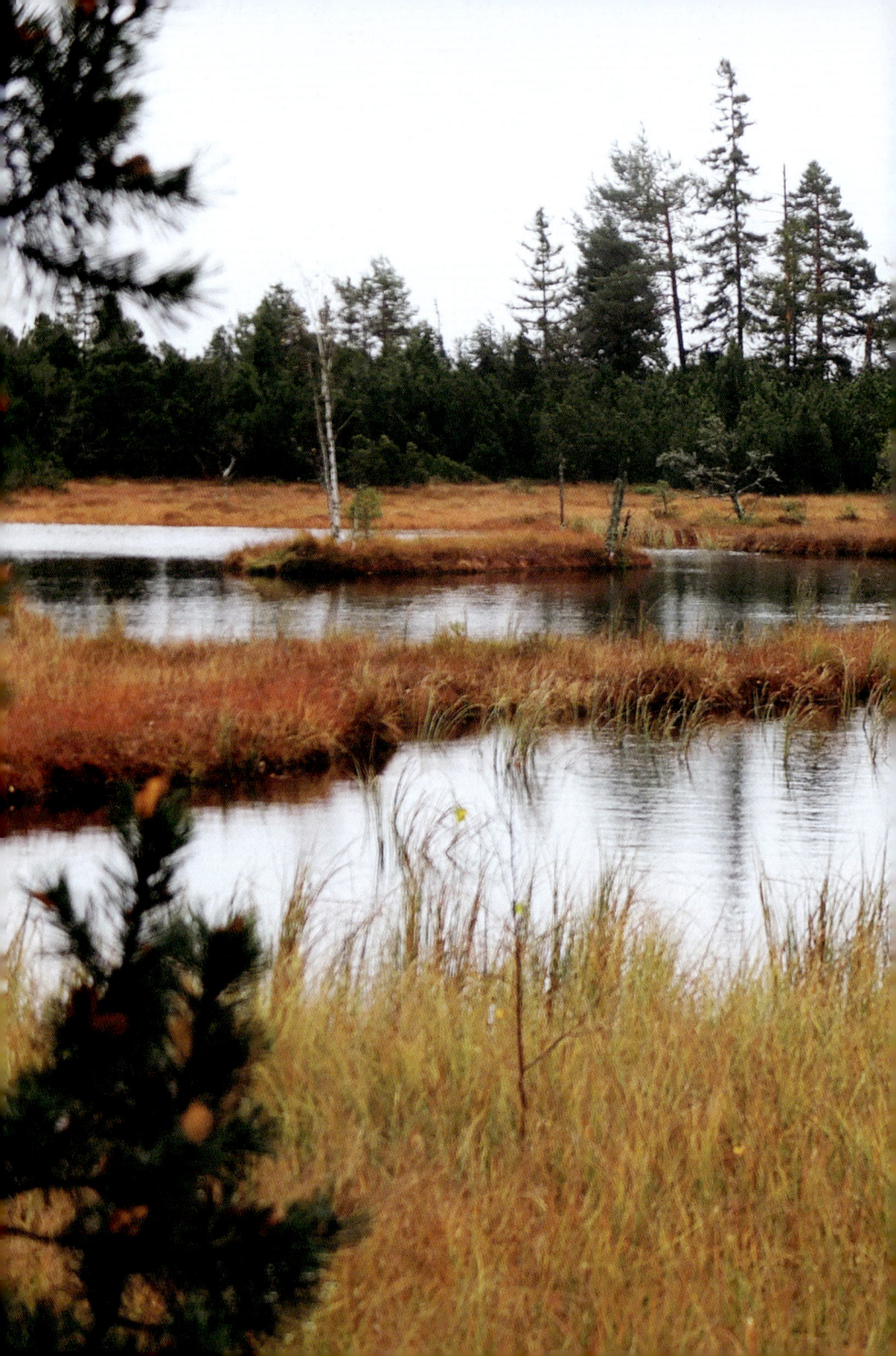

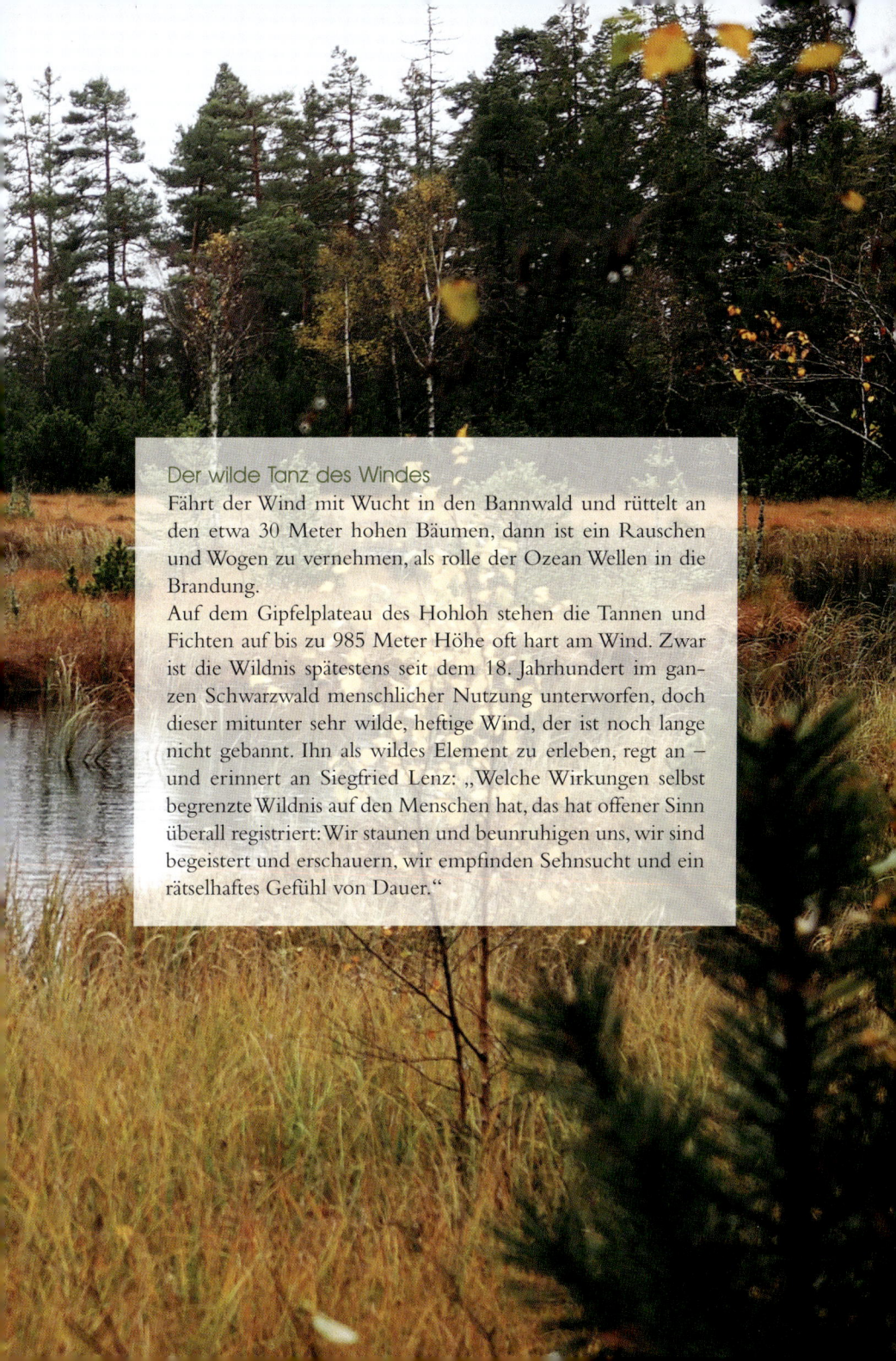

Der wilde Tanz des Windes

Fährt der Wind mit Wucht in den Bannwald und rüttelt an den etwa 30 Meter hohen Bäumen, dann ist ein Rauschen und Wogen zu vernehmen, als rolle der Ozean Wellen in die Brandung.

Auf dem Gipfelplateau des Hohloh stehen die Tannen und Fichten auf bis zu 985 Meter Höhe oft hart am Wind. Zwar ist die Wildnis spätestens seit dem 18. Jahrhundert im ganzen Schwarzwald menschlicher Nutzung unterworfen, doch dieser mitunter sehr wilde, heftige Wind, der ist noch lange nicht gebannt. Ihn als wildes Element zu erleben, regt an – und erinnert an Siegfried Lenz: „Welche Wirkungen selbst begrenzte Wildnis auf den Menschen hat, das hat offener Sinn überall registriert: Wir staunen und beunruhigen uns, wir sind begeistert und erschauern, wir empfinden Sehnsucht und ein rätselhaftes Gefühl von Dauer."

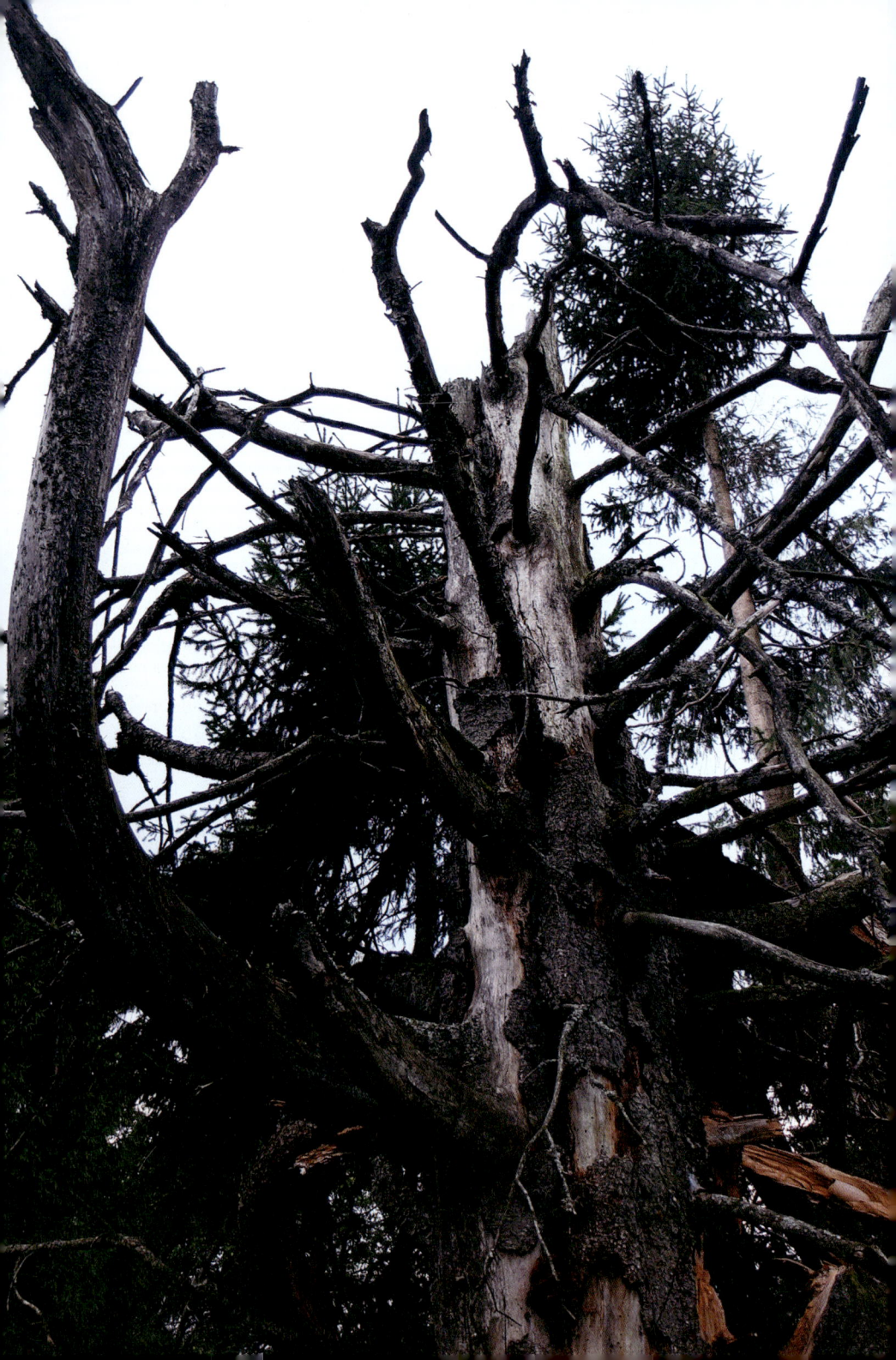

DIE KANDELABERFICHTE AUF DEM KNIEBIS

 Besucherzentrum Schwarzwaldhochstraße, Kniebis, 72250 Freudenstadt

 Heidelbeeren und Preiselbeeren wachsen hier zwischen den Farnen in schönster Eintracht.

Unsere Wahrnehmung des Waldes ist oftmals so sehr von idealistischen Vorstellungen geprägt, dass wir übersehen, welche spannenden Geschichten in eher verkümmerten, eben nicht dem Idealmaß entsprechenden Bäumen stecken. Der Kniebis, im 13. Jahrhundert mit einem Kloster erstmals besiedelt und von Wald umgeben, lässt sich auf dem Heimatpfad in gut zwei Stunden umrunden. Im Sommer sorgen Preiselbeeren, Farne, Heidelbeeren und Pilze für zahlreiche Gründe, etwas vom Weg abzukommen. Zudem verlockt das Moorbad zu einer längeren Pause und zu einem Waldbad der traditionellen Form. Einer, der hier jeden Morgen im Sommer seine Runde zieht, ist der Förster Walter Trefz. Ihn kann man selbst im Winter mitunter ganz in der Nähe des Heimatpfads treffen. Und wenn er Zeit und man selbst Glück hat, dann kann es sein, er bittet einen, Platz zu nehmen, um zu erfahren, was direkt vor einem die Kandelaberfichte übers Leben zu erzählen weiß.
Wenn man genau hinsieht, dann fängt die Kandelaberfichte auf dem Kniebis ganz von selbst zu sprechen an. Von dem harten Winter vor etwa 40, 50 Jahren, der mit besonders viel Schnee und Eis über den Höhenzug gerauscht ist und seine schwere Schneelast auf die Bäume abgeladen hat. Da war es so kalt und eisig und das Gewicht des Schnees auf den gefrorenen Ästen so schwer, dass der Fichtenwipfel irgendwann nachgegeben hat und abgebrochen ist.
An seiner statt sind im nächsten Frühling vier Seitenäste über die abgebrochene Spitze hinausgewachsen, haben sich seitlich an ihr vorbei immer weiter nach oben aufgerichtet. Innerhalb weniger Jahre haben sie den abgebrochenen Wipfel überholt und dessen Rolle übernommen. Diese schlanken und ranken Wipfel wurden gar so hoch, dass sie die umstehenden Fichten und Tannen überragten – und sie der Blitz traf. Der Blitz zog von oben bis unten eine Brandspur durch die Rinde des Baumes. Seither kann die Fichte Nährstoffe aus dem Waldboden auf der getroffenen Seite nur noch dürftig nach oben transportieren. Das, was ihr Schaden war, bedeutete jedoch für viele andere eine Chance. Denn dort, wo seit dem Blitzschlag die Rinde fehlt, konnten zahlreiche Pilze und Insekten eindringen und sich in dem nach wie vor lebendigen Baum entfalten.

Dann brach auch die höchste Kandelaber-Spitze unter der Schneelast eines harten Winters zusammen und liegt seither darnieder. In ihr hat sich der Borkenkäfer eingenistet. Noch ragt eine andere Seitenspitze hoch hinaus – und so wächst diese Fichte trotz aller Widrigkeiten einfach immer weiter, nun schon seit gut 80 Jahren.

Nie hat die Kandelaberfichte ihren Lebenswillen verloren. Sie hat sich stattdessen allen Widrigkeiten angepasst und alles hingenommen, was unabwendbar war – Schneebruch, Blitzschlag und Borkenkäferbefall. Und hat dabei immer wieder einen neuen Weg gefunden, um weiter zu wachsen.

Können wir die Folgen von Wildverbiss, Schneelast und Trockenheit an den Bäumen ablesen? Die Narben von Blitzen und den Befall durch Borkenkäfer? Die Chancen erkennen, die sich daraus für andere Lebewesen ergeben? Schärfen wir den Blick dafür, so wird uns immer bewusster, wie komplex dieses Baum-Sein ist – und welcher ungeheure Lebenswille in jedem einzelnen Wesen des Waldes steckt.

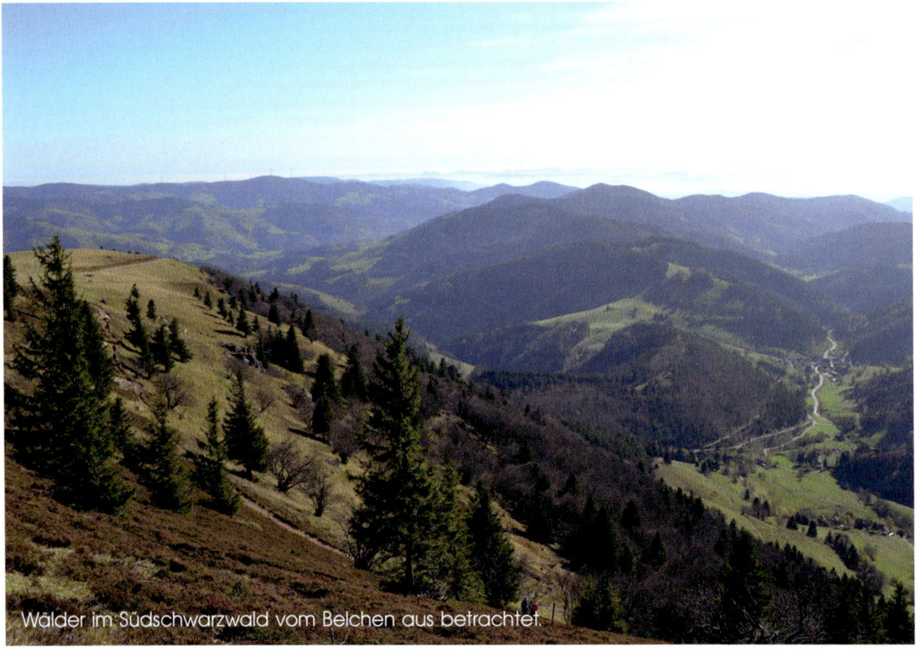

Wälder im Südschwarzwald vom Belchen aus betrachtet.

AUF DEN HÖHEN IM SÜDSCHWARZWALD

Das Leben kann so einfach sein und der Wald schon innerhalb eines Stündchens so viel Gutes tun. Im Schwarzwald, dieser riesengroßen Wald-Badewanne, kann man jederzeit und überall den Versuch wagen. Ganz zentral kann man etwa am Schluchsee entlang durch den Hochschwarzwald streifen. Dabei empfiehlt es sich, möglichst achtsam zu gehen anstatt möglichst viele Kilometer zu machen. Jeden Leistungs-Gedanken hinter sich zu lassen, en passant den Vitamin-D-Speicher bei einem kleinen Sonnenbad zu füllen – und sich zum krönenden Abschluss mit einer Fingerspitze Harz unter der Nase eine kleine, feine Explosion des Geruchssinns zu gönnen.

Jede Jahreszeit hat ihren eigenen Reiz
Im Frühling sprießen die hellgrünen Spitzen aus den dunklen Tannenzweigen, biegen sich die jungen Knospen an den Buchen wie lauter kleine Hoffnungsträger nach oben, entfalten sich die Blätter himmelwärts. Der Farn entrollt Wedel um Wedel, und der gelbe Ginster blüht in echter Fülle. Mindestens genauso verlockend ist der Wald in der Hitze eines Sommertages, wenn sich der Geruch nach Harz in seiner ganzen würzigen Tiefe entfaltet, alles summt und brummt, die Heidelbeeren ihre Kostproben offerieren und an lichten Stellen der Fingerhut blüht.

So anregend zeigt sich der Wald auch in der ‚dunkleren' Jahreshälfte, wenn im Herbst auf den hohen Bergen des Südschwarzwalds die Tage Klarheit mit sich bringen, in welcher der Blick bis zu den Vogesen und dem Straßburger Münster, der Alb und den Alpen reicht. Im Winter, wenn sich eisiger Reif über die ruhenden Bäume legt und weiße Schneepolster die Schwingen der Tannen- und Fichtenäste betonen, zeigt sich der Märchenzauber, der dem Wald innewohnt, ganz besonders deutlich.

Auf dem Schauinsland, dem 1284 Meter hohen Freiburger Hausberg, kann man gar an einem Ort drei Jahreszeiten gleichzeitig erleben: Wie man da oben noch mitten im Winter steht, sieht man in den gegenüberliegenden Vogesen den Vorfrühling und in der Rheinebene unten bereits den Frühsommer.

Auf den Gipfeln von Belchen, Herzogenhorn und Feldberg, mit 1493 Meter der höchste Berg im Schwarzwald, deutet der Krüppelwuchs der Bäume an, dass die klimatische Waldgrenze bald erreicht ist. Dabei sind die Berge selbst echte Fundgruben: Im Mittelalter wurden in Hausach und im Schauinsland Eisenerz, Feldspat und Silber abgebaut. Im Kappeltal, am Fuß des Schauinsland, gab es ein großes Blei- und Zinkbergwerk.

Fichte und Tanne überwiegen in den Wäldern des Südschwarzwalds. Aber auch Buchenwälder sind zu finden wie am Südhang des Kandels. Das Kandelmassiv fällt an der Ostseite schroff ab ins Simonswälder Tal, in dem die Zweribachfälle hinunterstürzen. Dieser Bannwald im Mittleren Schwarzwald, wo die Grenze zwischen Baden und Württemberg verläuft, ist einer der ältesten überhaupt.

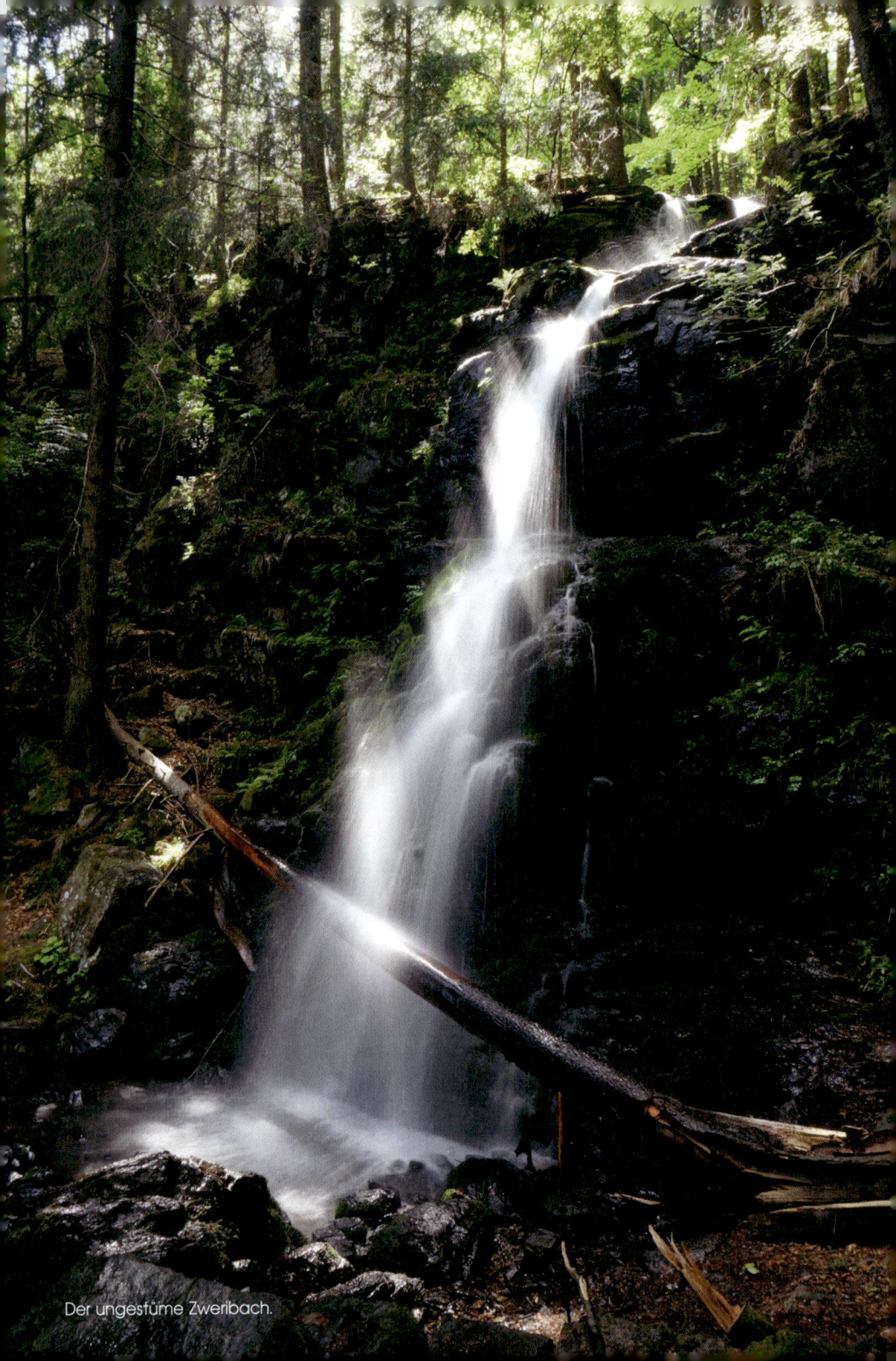

Der ungestüme Zweribach.

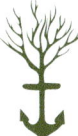

DER BANNWALD ZWERIBACH

 Ortsmitte, 79274 St. Märgen

 Der Legende nach spukt bis heute der verhasste Geißenmeckeler durch den Wald am Zweribach.

Für den Waldläufer und Schriftsteller Henry David Thoreau (1817-1862) stand fest, dass ein Gebiet mit einem Durchmesser von 20 Meilen völlig ausreicht für lebenslange Entdeckungsreisen zu Fuß – „man wird der Details niemals müde". Ähnlich wird es Forstmeister Fritz Hockenjos mit dem Zweribach ergangen sein. Er gab 1952, also vor bald 70 Jahren, den Anstoß zur Ausweisung des Bannwalds in diesem Gebiet. Im Bannwald Zweribach kann man heute dabei zusehen, wie im Bergahorn-Eschen-Wald der Urwald von morgen entsteht. Kräuter, Farne und Sträucher bedecken den Boden, dichtes Moos überzieht die Gneissteine und -felsen.

Bannwald: eine Absichtserklärung zugunsten der Biodiversität

Bannwälder bleiben als Totalreservate sich selbst überlassen. Jede Nutzung ist verboten. Die Forstbehörde kann gegen den Borkenkäfer vorgehen, falls er angrenzende Wirtschaftswälder bedroht, und auch die Jagd ist erlaubt. Baden-Württemberg hat derzeit rund 7000 Hektar Bannwald. Bis 2020 sollen es 9500 Hektar sein und damit drei Prozent des Staatsforsts. Langfristig soll ein Zehntel des Waldes geschützt werden. Bannwälder dienen dem Schutz des Ökosystems Wald und seiner Biodiversität (also der Vielfalt der Lebensräume, der Vielfalt der Arten und der Vielfalt innerhalb der einzelnen Arten).

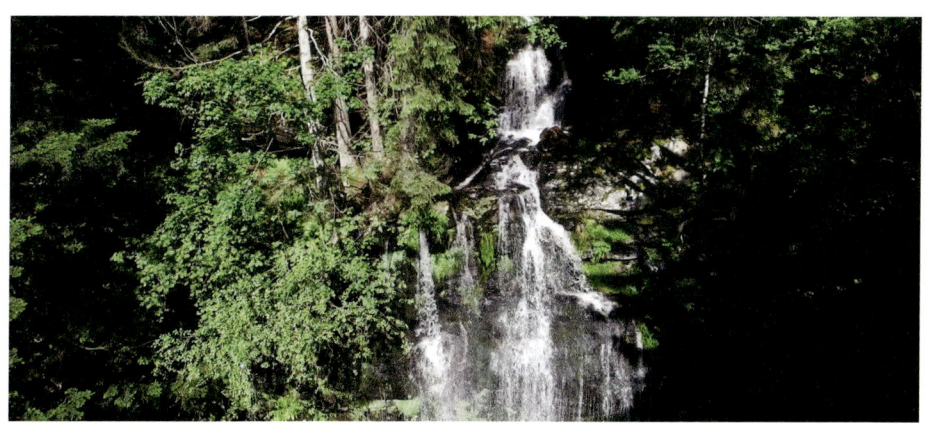

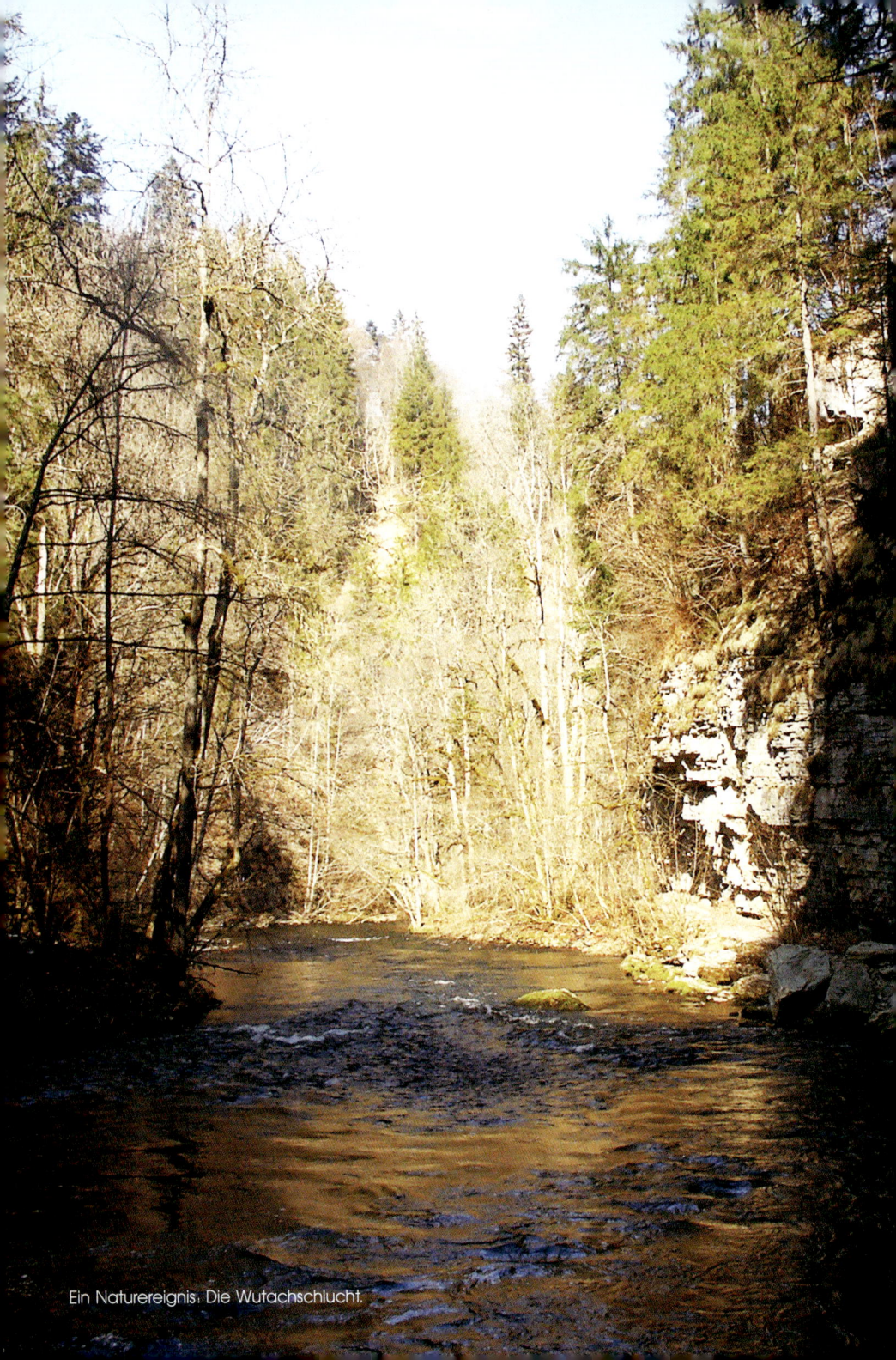
Ein Naturereignis: Die Wutachschlucht.

Wandert man von St. Märgen aus auf schmalen, steilen und mitunter steinigen Pfaden zu den Zweribachwasserfällen, so lernt man ein enges Schwarzwaldtal kennen, das verwunschen wirkt. Wie belebt es ist, sieht man an den Schuppen der Zapfen auf dem Boden. Hier versorgten sich Eichhörnchen, Spechte und andere Vögel mit den Samen der Nadelbäume. Junge Fichten haben sich auf bemooste Stämme gesetzt, die im Lauf der Zeit immer mehr zusammensacken. Infolgedessen steht jetzt manches Bäumchen auf Stelzenwurzeln. Diese sogenannten Kadaververjüngung fächert die Vielfalt an Wuchsformen weiter auf.

Nehmen Sie sich Zeit für die Betrachtung eines toten Baums und sehen Sie, wie aus dem faulenden, zerfallenden Stamm ein kleines Fichtenbäumchen wächst. Beides geschieht zeitgleich, das Wachsen und Vergehen. Immer ist da ein lebendiges „Sowohl – als auch" und eben kein tödliches „Entweder – oder". Hier ist kein Sterben wahrzunehmen, sondern der sichtbare Kreislauf des Lebens. Diese Beobachtung macht innerlich ganz still. Wir können uns fokussieren, klar werden und unseren ganz persönlichen seelischen Wildwuchs als Inspiration betrachten.

Kommt man dann zu den Zweribachwasserfällen, hat man viel erreicht. Und kann dem Forstmeister Fritz Hockenjos nur zustimmen: „Ach, es lebt wohl in jedem von uns heimlich noch ein Stückchen Weidfeld und unberührte Wildnis, die wir uns gerne bewahren möchten. Und was sich in uns gegen die Rodung des letzten Fußbreits Ödland sträubt, ist vielleicht das Gefühl, es könnte damit auch der letzte Winkel unserer Seele gerodet und nutzbar gemacht werden."

Im Hotzenwald zwischen Schluchsee und Hochrheintal

Der Südschwarzwald liegt auf einem höheren Gebirgsniveau als der Nordschwarzwald und endet im Süden bei Lörrach, Waldshut und Schaffhausen. Die Wutach zeigt dort in ihrem – bei Hochwasser ungeheurem wilden – Lauf alle Gesteinsschichten des Schwarzwaldes. An den Schwarzwälder Gneisen und Graniten, Buntsandsteinen, Muschelkalkfelsen, Keuperformationen lässt sich wie an den Jahresringen eines Baumes das Alter ablesen.

In der Gutach-Schlucht nisten Fledermäuse in Felshöhlen, der feuchte, schattige Grund ist für Feuersalamander geradezu ideal. Der Frühling wird vom Märzenbecher eingeläutet. Gelegentlich wächst Frauenschuh direkt am Weg.

Noch weiter südlich, jenseits der Gutachbrücke und hinter mindestens sieben Bergen, am Schluchsee und an traditionellen Bauernhöfen vorbei, gelangt man am Fuße des Feldbergs nach Menzenschwand.

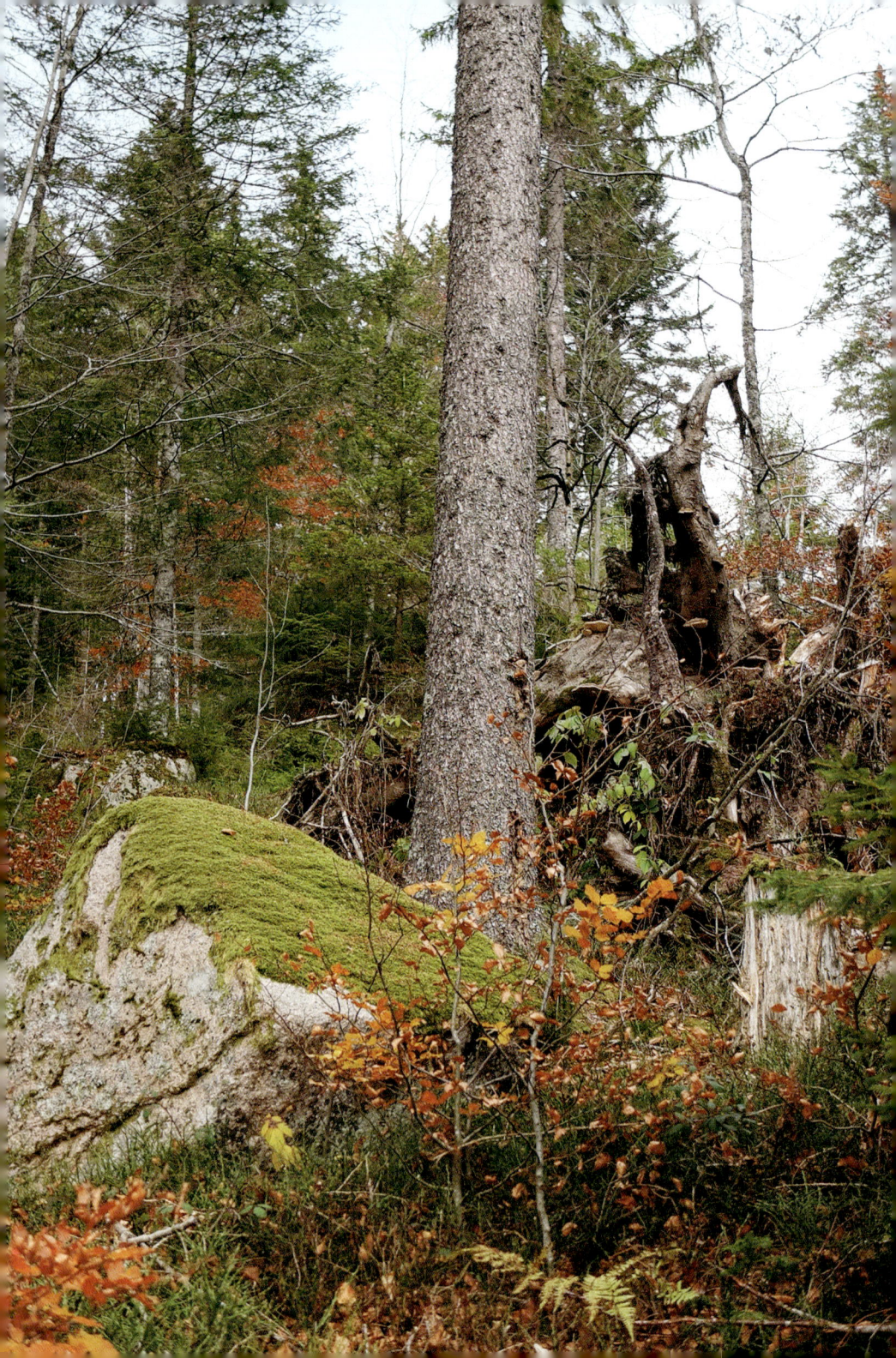

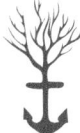

WALDBAD IN MENZENSCHWAND

 Kurhaus Menzenschwand, 79873 St. Blasien

 Menzenschwand liegt im Tal der Menzenschwander Alb, die vom 1493 Meter hohen Feldberg südlich abfällt.

Die Gletscher des Feldbergs und des Herzogenhorns haben das lang auslaufende Tal geformt, in dem sich Menzenschwand mit drei Ortsteilen hinzieht. Bis vor etwa 30 Jahren wurde hier im Krunkelbachtal so genanntes Schwarzwald-Uran abgebaut. Noch heute wird radonhaltiges Heilwasser bei Badewannenkuren im Revital Bad angewandt.

Naturführerin Melanie Manns ist in Menzenschwand daheim und kennt sich hier von klein auf aus. In Serpentinen führt sie bergan. Bald werden die Schritte beim Hochsteigen immer anstrengender. Sie nimmt das als Anregung auf: „Wir achten auf die Schwere und lassen sie mit jedem Schritt los." Bald schon belohnen kleine Entdeckungen am Wegesrand dieses achtsame Gehen, bei dem zurückbleibt, was uns belastet, und hochtreibt, was uns anzieht. Da wächst Bärwurz, wie er erst ab 800 Höhenmetern zu finden ist. Sein Geschmack nach Maggikraut und Dill begleitet auf der nächsten Etappe. Weißtannen ragen zwischen den Fichten hoch in den Himmel. Durch das Laub raschelt man sich den Berg hoch, bahnt sich förmlich einen Weg aus dem Alltag heraus.

Eine Bank lädt dazu ein, zur Ruhe zu kommen und den Blick schweifen zu lassen. Auch die Natur, das sieht man an diesem Oktobertag, ist auf dem herbstlichen Rückzug und bereitet sich auf die Winterruhe vor. Und wo man schon mal sitzt, kann man sich auch ganz auf den Boden niederlassen. Die Laubblätter sozusagen unter die Lupe nehmen: An den dunklen Flecken und ersten Löchern lässt sich ablesen, dass der Zersetzungsprozess bereits in vollem Gange ist. Was wird übrigbleiben? Auf jeden Fall Nährstoffe und, so sagt Melanie Manns und deutet auf ein kleines Pflänzchen, das sich zuversichtlich aus dem Moos stemmt: viel Kraft für Neues.

Legen Sie eine Hand flach auf Moos am Boden. Wenn Sie die Augen schließen, spüren und ‚sehen' Sie mit der Handfläche. Was können Sie dabei erkennen? Wie fühlt sich das an, was Ihre Handfläche wahrnimmt? Was können Sie mit Händen greifen?

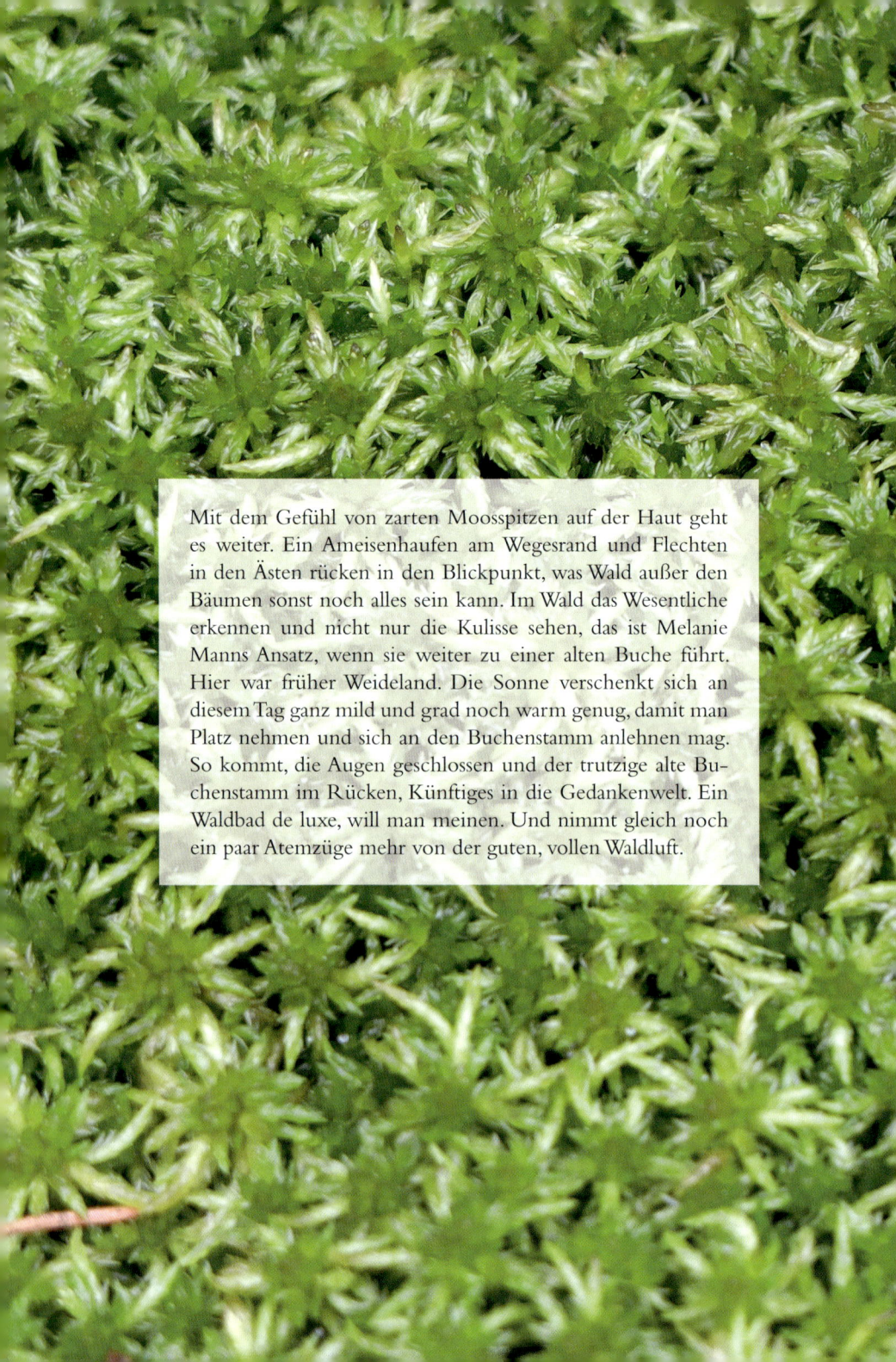

Mit dem Gefühl von zarten Moosspitzen auf der Haut geht es weiter. Ein Ameisenhaufen am Wegesrand und Flechten in den Ästen rücken in den Blickpunkt, was Wald außer den Bäumen sonst noch alles sein kann. Im Wald das Wesentliche erkennen und nicht nur die Kulisse sehen, das ist Melanie Manns Ansatz, wenn sie weiter zu einer alten Buche führt. Hier war früher Weideland. Die Sonne verschenkt sich an diesem Tag ganz mild und grad noch warm genug, damit man Platz nehmen und sich an den Buchenstamm anlehnen mag. So kommt, die Augen geschlossen und der trutzige alte Buchenstamm im Rücken, Künftiges in die Gedankenwelt. Ein Waldbad de luxe, will man meinen. Und nimmt gleich noch ein paar Atemzüge mehr von der guten, vollen Waldluft.

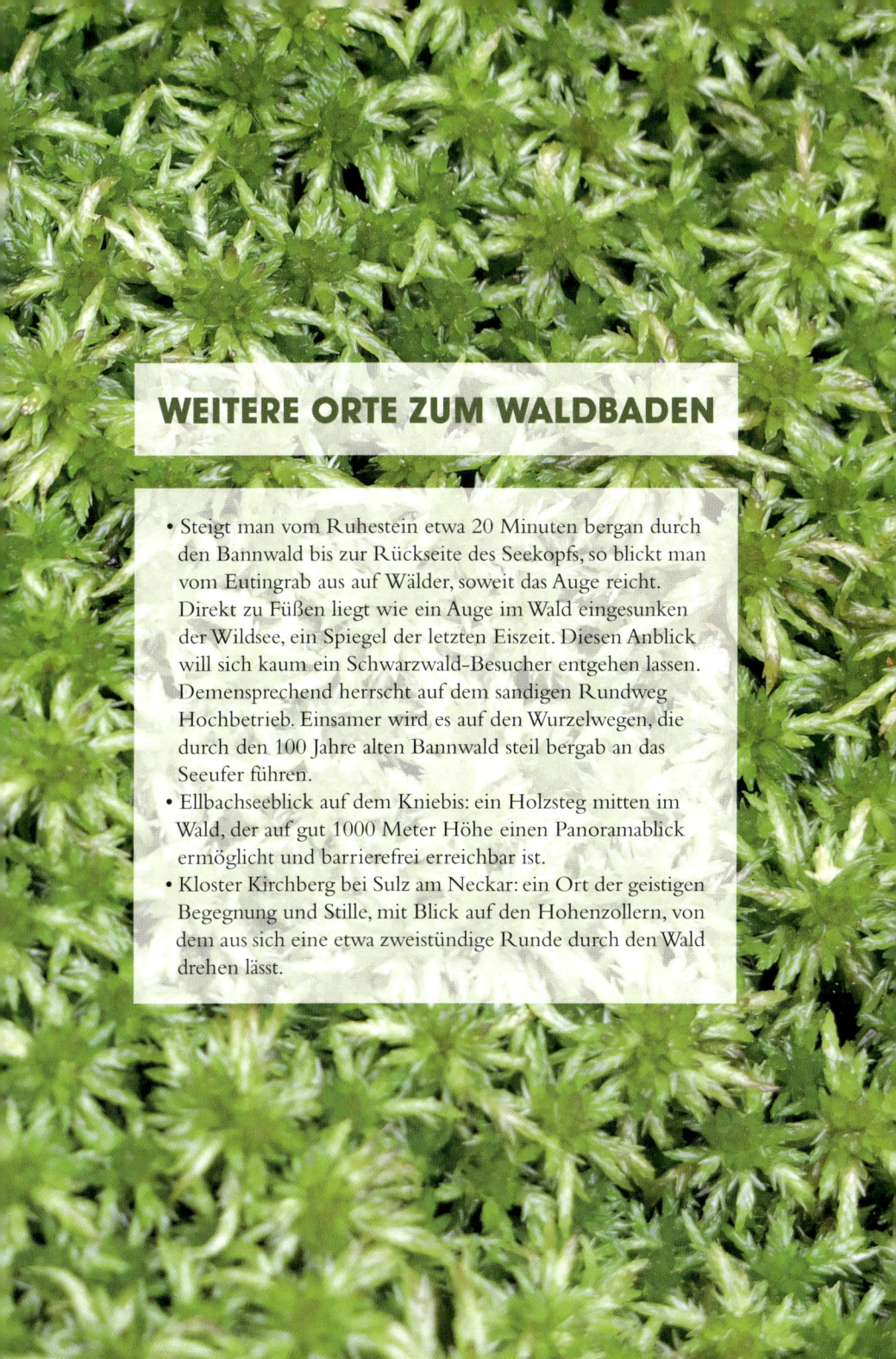

WEITERE ORTE ZUM WALDBADEN

- Steigt man vom Ruhestein etwa 20 Minuten bergan durch den Bannwald bis zur Rückseite des Seekopfs, so blickt man vom Eutingrab aus auf Wälder, soweit das Auge reicht. Direkt zu Füßen liegt wie ein Auge im Wald eingesunken der Wildsee, ein Spiegel der letzten Eiszeit. Diesen Anblick will sich kaum ein Schwarzwald-Besucher entgehen lassen. Demensprechend herrscht auf dem sandigen Rundweg Hochbetrieb. Einsamer wird es auf den Wurzelwegen, die durch den 100 Jahre alten Bannwald steil bergab an das Seeufer führen.
- Ellbachseeblick auf dem Kniebis: ein Holzsteg mitten im Wald, der auf gut 1000 Meter Höhe einen Panoramablick ermöglicht und barrierefrei erreichbar ist.
- Kloster Kirchberg bei Sulz am Neckar: ein Ort der geistigen Begegnung und Stille, mit Blick auf den Hohenzollern, von dem aus sich eine etwa zweistündige Runde durch den Wald drehen lässt.

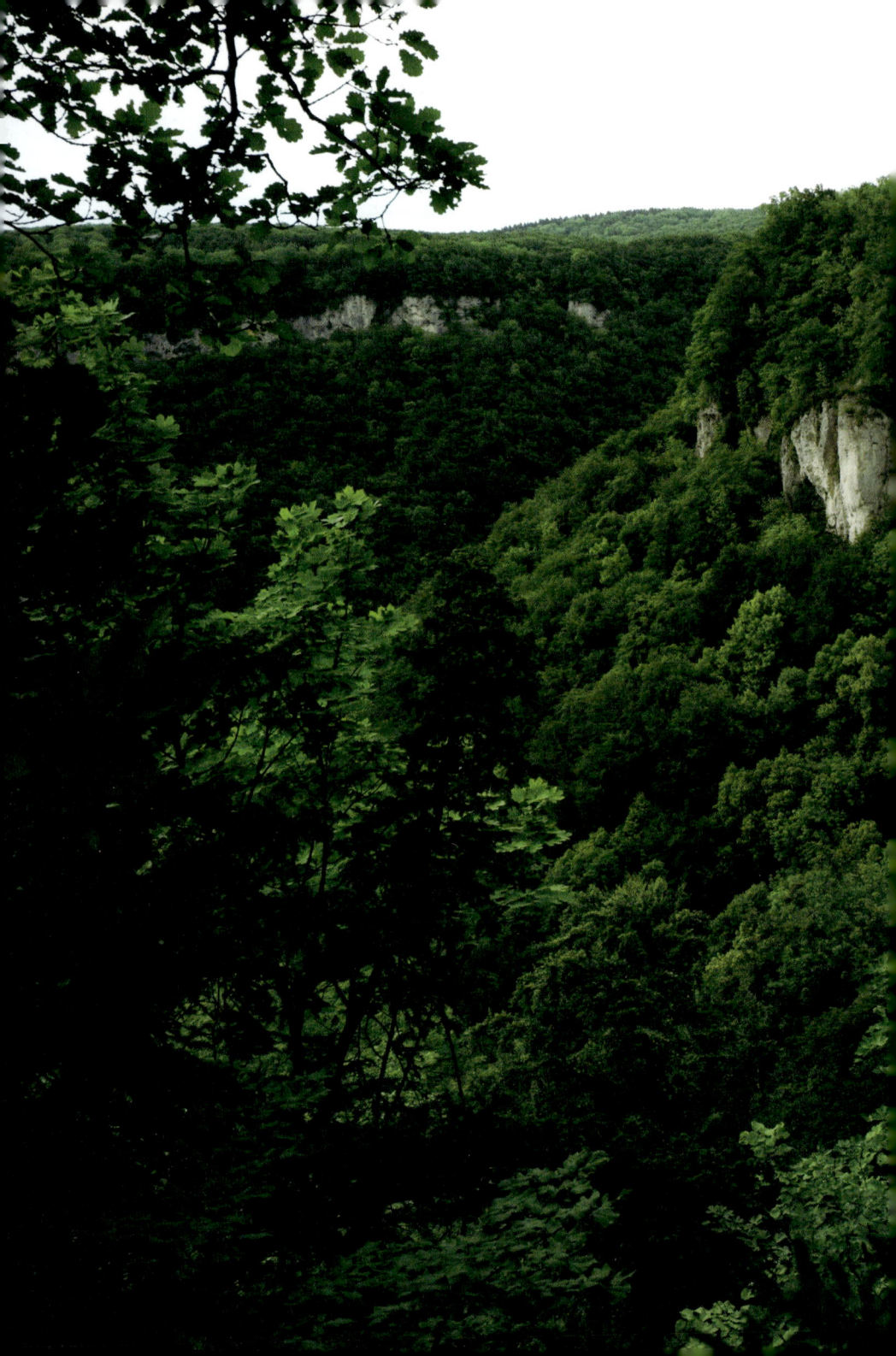

SCHWÄBISCHE ALB

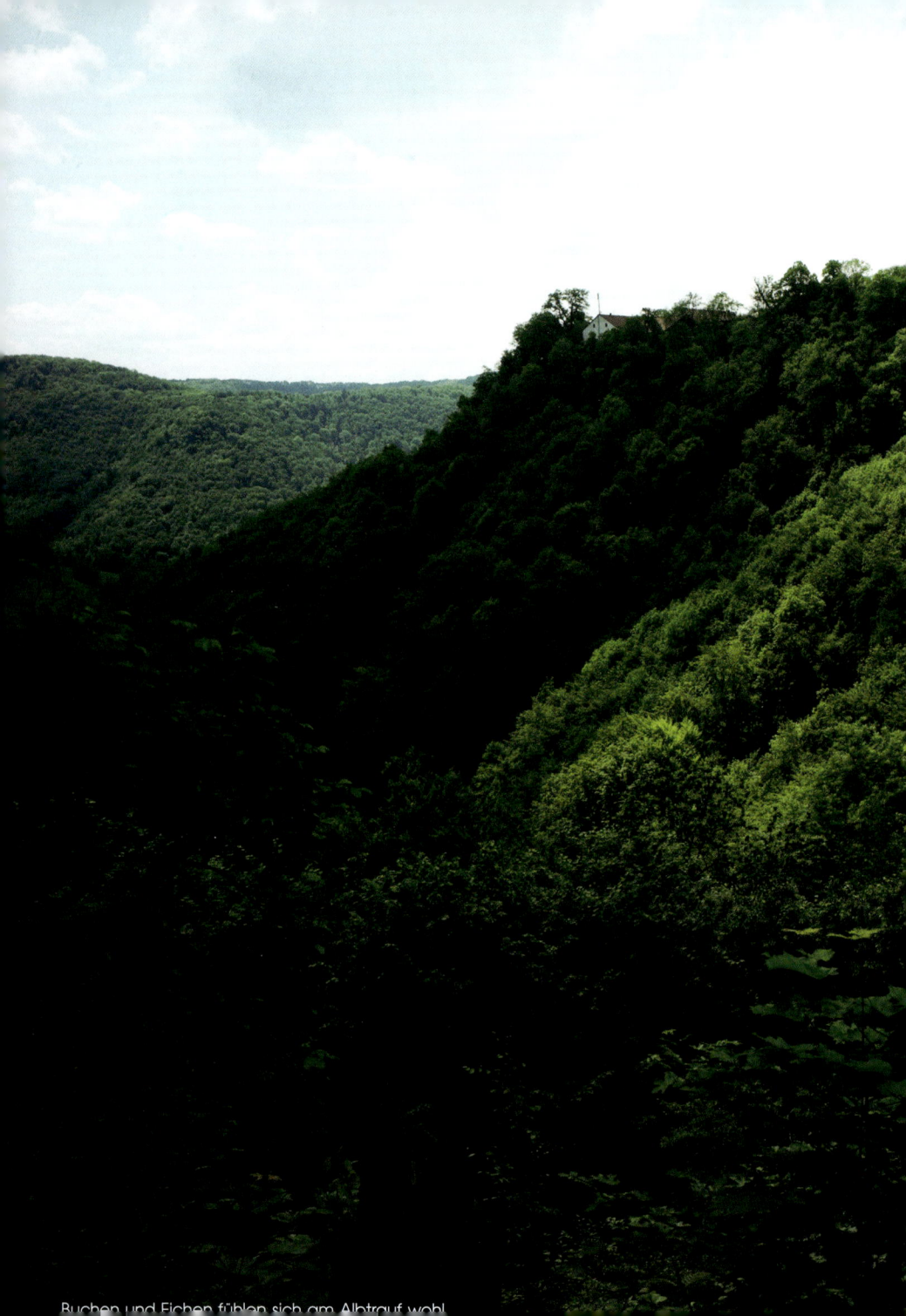

Buchen und Eichen fühlen sich am Albtrauf wohl.

BRÜCKE IN DIE URZEIT

Romantiker wie Eduard Mörike sahen die Alb vom Neckarland aus „als eine wundersame blaue Mauer ausgestreckt". Der Volksmund verglich die Region oberhalb der Steilwand, die bis zu 200 Meter hoch den Blick auf den Kalkstein des Oberen Jura freigibt, schwer seufzend mit „Teufels Hirnschale". Für Durchreisende bot der Nordwestrand der Schwäbischen Alb schlicht Orientierung als weithin sichtbare, markante Linie am Horizont. Etwas hochtrabend ließe sich der Albtrauf auch als „Skyline der Menschheitsgeschichte" bezeichnen: Seit im Hohle Fels nahe Schelklingen im Aachtal eine geschnitzte Venus gefunden wurde, die dort rund 40.000 Jahre überdauert hat, gilt die Schwäbische Alb als Schatzkammer der Menschheitsgeschichte. Nirgendwo sonst auf der Welt wurden so uralte Menschenbilder gefunden. Als UNESCO-Weltkulturerbe genießt das Fundgebiet einen besonderen Schutz.

Als „steinernes Rückgrat Württembergs" erhebt sich die Schwäbische Alb gut sichtbar über 200 Kilometer hinweg und rund 50 Kilometer breit zwischen Neckar und Donau. Keine Gegend, die für ihren Wald berühmt wäre. Und doch haben die Buchenwälder einen ganz eigenen Reiz und stehen für die lebendige Geschichte einer einmaligen Karstlandschaft.

Der Wald, so darf man sich immer wieder ins Gedächtnis rufen, war sehr lange vor den ersten Menschen da. Schon vor etwa 270 Millionen Jahren wuchsen die ersten Nadelbäume. Erste Mangroven- und damit Laubwälder werden auf die Kreidezeit datiert, etwa vor 100 Millionen Jahren. Vom Menschen hingegen gab es damals noch keine Spur. Der Frühmensch Homo erectus lebte vor 1,8 Millionen Jahren, und erst vor etwa 40.000 Jahren waren dann Jäger und Sammler unterwegs, die Feuer kannten und damit zu kochen wussten.

Kelten, Römer und Alamannen haben auf der Alb sichtbare Spuren hinterlassen. Vor etwa 1000 Jahren wurde auf einem der typischen Jura-Zeugenberge die erste Burg auf dem Hohenzollern errichtet, deren Nachfolgebau noch heute weithin sichtbar in den Himmel ragt. Mit dem Schwäbischen Albverein hat eine der ersten Heimat- und Naturschutzbewegungen ihren Ursprung in dieser Region; er wurde 1888 und damit nur 24 Jahre nach dem Schwarzwaldverein gegründet.

Über Stock und Stein am Albtrauf entlang

Etwa ein Drittel der Schwäbischen Alb ist bewaldet. Am Albtrauf entlang, wo der harte Kalkstein des Weißjuras nach Nordwesten eine teilweise mehrere hundert Meter hohe Stufe bildet, läuft man überwiegend unter Buchen und buchstäblich über Stock und Stein. Immer wieder wurzelt hier eine Eiche ganz nah am Abgrund, als wolle sie Ausschau halten. Direkt am Albtrauf beim Lemberg, beim Lochen oder bei der Schalksburg wachsen Fichten und Kiefern in der Waagrechten aus der Bergflanke und zeigen etwa einen Meter später doch noch nach oben, finden trotz widriger Umstände ihre Richtung. Diese schwindelfreien Freibeuter, die da so umgeklappt am Trauf stehen, aus der Masse des Waldes sehr selbstbewusst hervortreten, Wind und Wetter trotzen und beharrlich ihren Standort behaupten, liefern eindrucksvolle Bilder. Vermutlich wurden sie in ihrer Jugend durch die Schneelast umgedrückt und richteten sich später auf.

Mit ihren zahllosen Höhlen und Dolinen birgt die Schwäbische Alb viele Nischen und geheimnisvolle Räume. Die Äcker auf dem Hochplateau sind steinig, Schafe weiden die typischen Wacholderheiden ab. Wilde Wälder sind (noch) die Ausnahme auf der Schwäbischen Alb. Dafür sind die Schutzzonen viel zu jung; Biosphärenkernzonen gibt es erst seit 2008. Eine Ausnahme ist der Bannwald Nägelesfels bei Bad Urach.

In den tiefen Schluchten und Kratern des Berglandes, durch die Bäche fließen, haben sich an den Steilhängen Ahorn- und Eschenwälder angesiedelt. Auch Bergulmen, Sommerlinden und vereinzelte Elsbeeren sind hier zu finden. Sie können relativ ungestört wachsen, denn für eine Bewirtschaftung sind die Blockschuttwälder zu schwer zugänglich.

In den Nutzwäldern auf der Albhochfläche wurde die Buche häufig durch Fichten ersetzt. Zur Donau hin, wo es südwärts immer trockener und wärmer wird, wachsen vor allem Eichen.

Im zartgrünen Frühlingsschimmer der Buchen

Die Buchen auf der Schwäbischen Alb erneuern ihr Kronenkleid jedes Frühjahr und hinterlassen im Herbst eine Laubdecke auf dem steinigen Boden, sodass es bei jedem Schritt flüsternd raschelt. Im Frühjahr und Sommer wirkt sich der Anblick von Buchen mit ihren samtigen, satt hellgrünen Baumkronen stärkend auf Körper und Psyche aus.

Das tut hier offensichtlich Not. Die Volkskundlerin Angelika Bischoff-Luithlen (1911-1981) hat der kargen Landschaft noch ins Stammbuch geschrieben: „Meist werden es die stillen Grübler sein, die zu ihr kommen, die Eigenbrötler und Einsamen, die die Auseinandersetzung mit sich selbst suchen oder mindestens nicht fürchten, denn dazu zwingt sie. ... Wen die Alb einmal in ihren Bann geschlagen hat, der sehnt sich ewig nach ihr zurück." Und wer einmal im Frühjahr im lindgrün-zarten Dämmer der Buchenwälder auf der Höhe gewandert ist, der wird sicher gerne von diesem erhebenden Gefühl schwärmen,

wenn sich die Alb einem wie dereinst dem Dichter Friedrich Hölderlin zeigt und lockt: „Komm! ins Offene, Freund!"
Die Schwäbische Alb ist wie geschaffen für alle, die zu sich kommen wollen. Die bergige Trauf-Landschaft bremst allzu rasch ausschreitende Wanderer aus und entschleunigt ganz von selbst. Rau, aber nicht schroff, geheimnisvoll, aber nicht beängstigend, verwinkelt, aber nicht verwirrend, so gestalten sich die Wege, die oftmals eher Pfade sind. Immer wieder taucht ein Fels, eine Gesteinsformation oder eine Kalkschicht auf, die man genauer anschauen oder auch anfassen mag. Bizarre Vorsprünge und steile Felswände, verknotete Wurzeln, Eichen, die sich am Abgrund hinstrecken, oder ein Buchenstamm, der auf schmalen Serpentinen Halt verspricht. Wald und Felsen gehen hier vielgestaltig ineinander über. Und über allem thront die Buche.

Die Buche: hoch hinaus dem Himmel entgegen und tief ins Unterirdische wurzelnd

Vor 5000 Jahren war die Buche der vorherrschende Baum in den hiesigen Wäldern. Auch heute noch kommt diese Baumart in ganz Deutschland am dritthäufigsten vor. Die Buche wird gut und gerne 250 bis 300 Jahre alt. Ihr glatter, steingrauer Stamm erreicht eine Höhe von bis zu 40 Metern. Dabei ist die Buche Tief- und Flachwurzlerin zugleich und reinigt mit ihren filigranen Wurzeln den Regen auf seinem Weg zum Grundwasser. Die zarten jungen Blätter sind im Frühjahr seidig behaart und stecken voller Mineralstoffe. Sie erinnern geschmacklich an Sauerampfer und können ebenso bedenkenlos verspeist werden. Die Bucheckern hingegen bekommen nicht allen gut. Sie beinhalten auch Giftstoffe, auf die insbesondere Pferde und Kälber anfällig reagieren.

Die dreikantigen Bucheckern hausen zu zweit im Gehäuse.

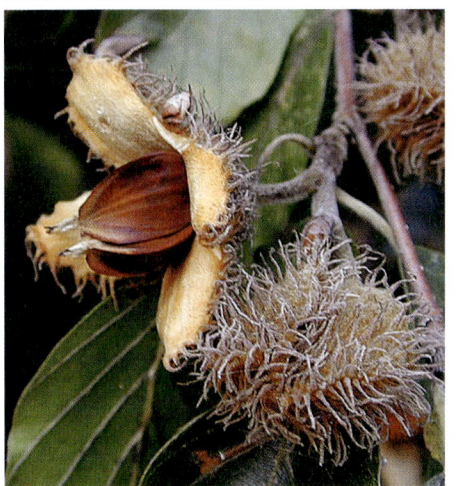
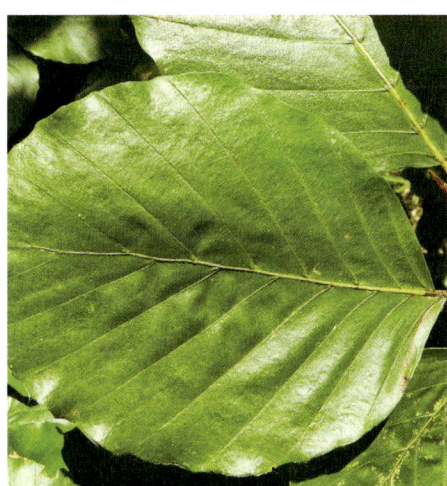

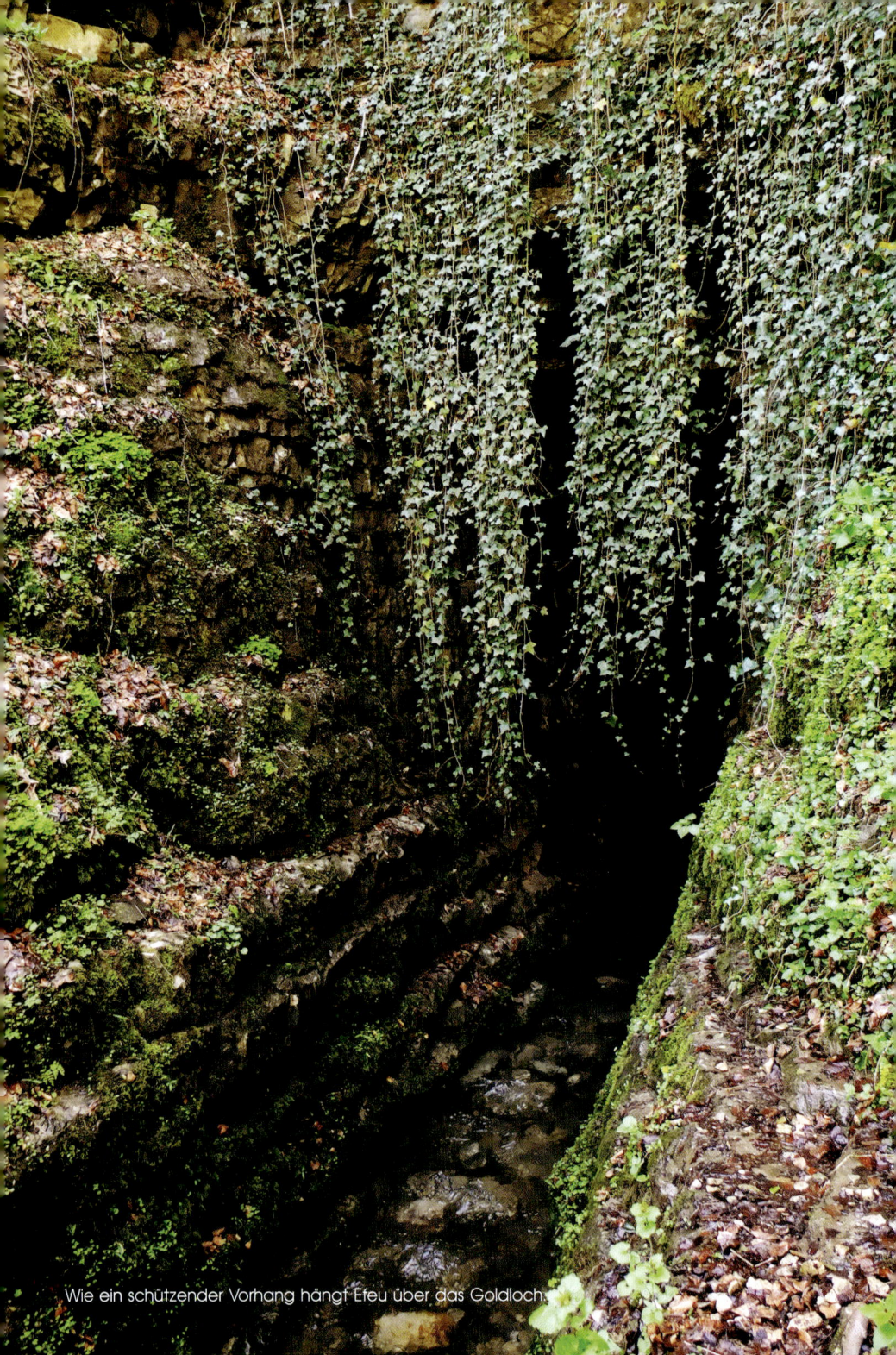
Wie ein schützender Vorhang hängt Efeu über das Goldloch.

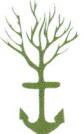

VON DEN QUELLEN AM GOLDLOCH DURCHS LENNINGER TAL HINAUF ZUM TRAUF MIT SEINEN HÖHLEN

 Wanderparkplatz am „Hirschen" oder Bushaltestelle Etterstraße in Schlattstall, 73252 Lenningen

 Die Lenninger Lauter entspringt in Schlattstall aus der Lauterquelle und dem Goldloch und vereinigt sich in Lenningen mit der Weißen Lauter zur Lauter.

Auf schmalem Pfad folgt man dem Bachlauf aufwärts aus dem Örtchen Schlattstall hinaus und gelangt schon bald ans Goldloch, welches direkt am Albtrauf liegt. Frisch und klar tritt hier Quellwasser zutage. Der Eingang des Goldlochs ist elegant von einem Efeu-Vorhang verborgen. Er fällt so sacht nach unten, als müsse man nur durch ihn hindurch schlüpfen und sich tief genug in die Höhle wagen, um in eine unterirdische Halle aus lauter Gold zu gelangen.

Anfang des 19. Jahrhunderts erinnerte man sich an das Gemunkel alter Schäfer: Ein Knecht habe in dieser Höhle einen Zapfen aus purem Gold gefunden, der so groß war, dass er ihn gegen eine ganze Mühle eintauschen konnte. Um 1824/25 gingen Goldgräber dieser Legende nach, erweiterten den Höhleneingang des Goldlochs auf Mannshöhe – und suchten doch vergeblich. Dabei war die Not der Älbler zur damaligen Zeit oft groß. Die Bauern hatten ein

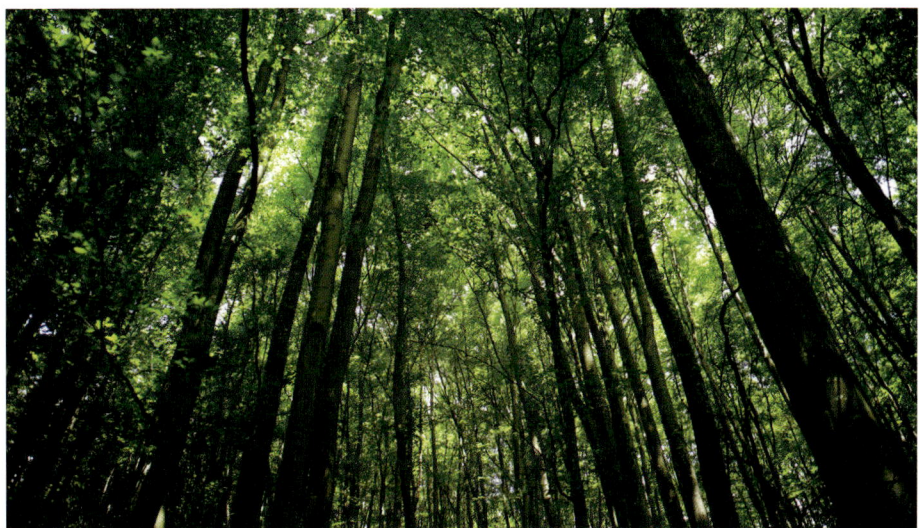

Grün in allen Tönen: Das dichte Blätterdach der Buchen verwandelt Sonnenlicht in pure Waldfarben.

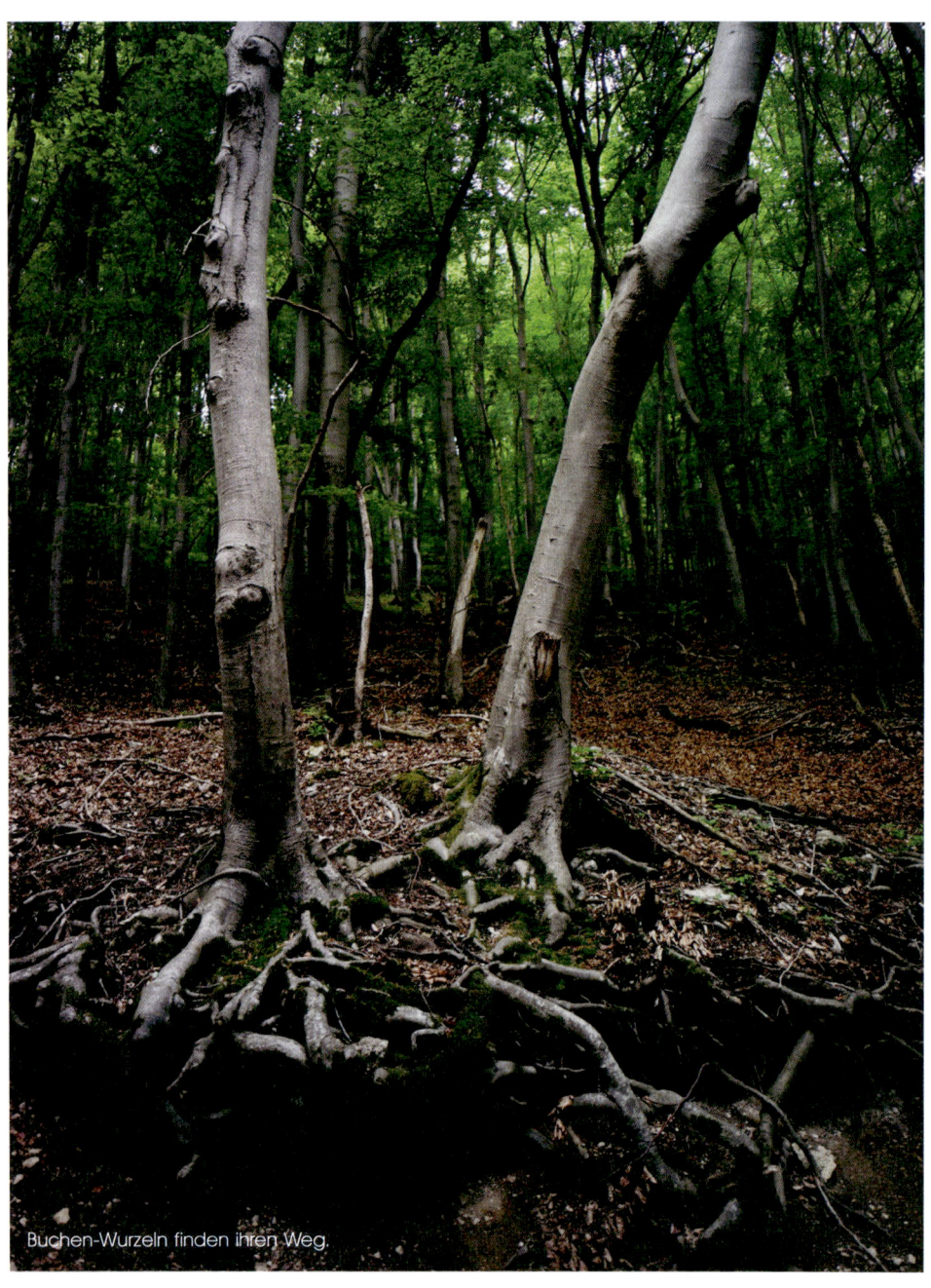
Buchen-Wurzeln finden ihren Weg.

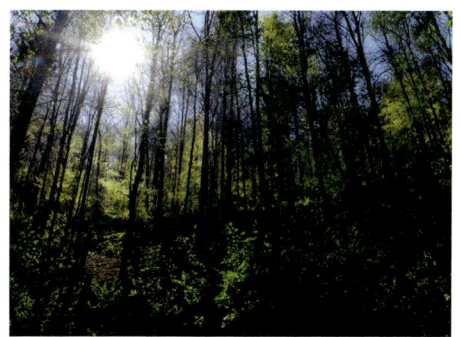

hartes Los. In trockenen Sommern, wenn die Quellen auf der Hochfläche versiegten, musste das Wasser aus dem Tal hochgeschafft werden. Im Winter, wenn die Zisternen zufroren, war es oft noch schwieriger, Mensch und Vieh zu versorgen. Schon damals fand man hier am Goldloch Wasser, das bei starkem Regen auch neben der Wasserhöhle aus dem karstigen Hang tritt. Und nur etwa 100 Meter weiter quillt die Schwarze Lauter so kraftvoll und ergiebig aus dem Wiesengrund, dass ihr frisches Quellwasser nur wenige Schritte entfernt das Mühlrad der Lautermühle antreiben konnte. Alle, die kostbares Wasser suchten, waren hier schon immer ‚goldrichtig'.

Jede Quelle ist immer auch eine Einladung, sich faszinieren zu lassen von diesem Sinnbild des sich ständig erneuernden Lebens. Halten Sie die Hand ins Fließende. Lassen Sie das, was Ihnen nicht wohltut, durch die Finger gleiten – und nehmen Sie auf, was Sie stärkt. Und das kann hier auch ein tiefer Schluck reines Grün sein!

Vom Goldloch aus macht man sich an den Aufstieg Richtung Grabenstetten und freundet sich nach und nach mit dem Buchenwald an, der immer dichter wird, einen dunkelgrün und feucht vom Tal her umgibt. Tritt man oben auf die Hochfläche, so erkennt man rechter Hand die Ruine Hofen. Längst sind nur noch ein paar Ruinenreste zu sehen. Ein guter Platz, um zu rasten, ist hier allemal. Eine Buche, die waagrecht aus dem Hang wächst und deren Stamm doch noch die Kurve himmelan bekommt, lässt staunen: Die wagt etwas!

Will man ihrem Beispiel folgen und ein Wagnis eingehen, so kann man hier den Hang westwärts weitergehen, bis sich rechts ein trockenes Bachbett zeigt, in das man mit etwas Geschick und festem Schuhwerk hinabsteigen kann. Über große Steine geht es in der Schlucht bis zu einer etwa fünf Meter hohen Betonwand, an der eine Leiter hinabführt – auf eigene Gefahr. Nach einiger Gehzeit findet sich rechter Hand im Kalkstein eine Höhle. Jetzt sind wir der Urzeit richtig nahe, auch ohne in sie einzudringen. Jenseits der Betonwand ist das Abenteuer auch so greifbar – und weit und breit nichts als Natur ringsum. Das Laub der Buchen füllt die Zwischenräume zwischen den Gesteinsbrocken, und das Blätterdach dimmt das Licht, das von oben in die Schlucht fällt. Ein schmaler, steiniger Pfad führt durch die Stämme, die schlank und fest aus dem Boden wachsen. Abseits der Zivilisation lässt sich den Jägern und Sammlern nachspüren, die während der Eiszeit in den Höhlen einen Unterschlupf gefunden haben.

Flüchtige Erinnerungen auf beständiger Rinde

Die Schwäbische Alb, deren Wald heute noch so fest in der Hand der Buchen ist, verknüpft uns auf Schritt und Tritt mit der Menschheitsgeschichte. Die dünne Buchenrinde verführt dazu, sich mit eigenen Zeichen zu verewigen. Liebespaare nutzen sie gerne, um über die Jahre mitzuerleben, wie ein eingeritztes Herz immer größer wird. An einen Buchenstamm lehnen und in die Fülle der Blätter blicken, zwischen unten und oben, Vergangenheit und Zukunft einfach hier und jetzt zu sein. Sich einmal bewusst machen, dass wir Teil dieser einmaligen Erdgeschichte sind. Wissen wir, wo wir wurzeln, wohin wir wachsen können?

Hinter jedem Baum, so könnte man meinen, steckt auf der Alb Geschichte. Und immer wieder kann man sich hier vom Tal hinauf aufmachen, um auf der Höhe aus dem Wald herauszutreten. Sich am Trauf entlang im Schutz der Bäume bewegen und doch ins Offene blicken. Das macht leicht im Gemüt und frei im Kopf. Und wendet man sich hier vom Trauf Richtung Grabenstetten, so kann man den Heidengraben erkennen, ein von Kelten im ersten Jahrhundert vor Christus angelegtes Oppidum – und könnte den Schatten einer verkrüppelten Eiche glatt für einen Jäger halten …

Treten Sie an eine Buche und lassen sich von dem glatten Stamm einladen, mit dem Finger ‚einzuschreiben', was Ihnen Halt gibt. Auf wen oder was Sie zählen können. Was Ihnen Wurzeln verleiht und einen festen Stand. Dann streichen Sie mit der Handfläche über die kühle Rinde und wischen alles wieder weg. Nehmen Sie nur die Erinnerung mit, ohne sichtbare Zeichen zu hinterlassen.

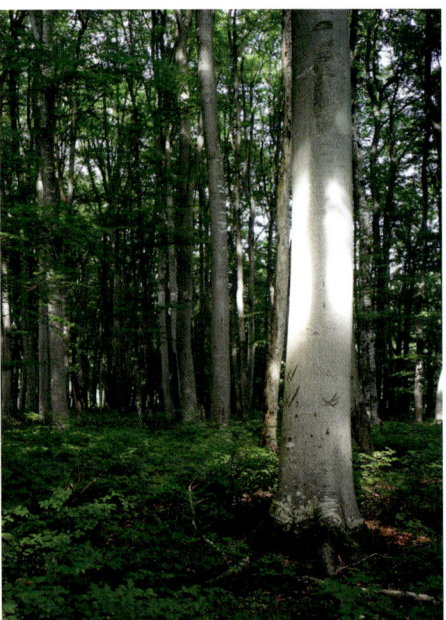

Silbergraue Buchenstämme.

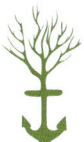

DIE DICKE EICHE IM WALD VON NEHREN

 Bahnhof, 72147 Nehren. Oder vom Parkplatz Schwanholz über den Wassergassenweg zum alten Spielplatz hoch und schräg links den Waldweg in die Senke bis zum Jägerwegle.

 Auf dem Weg zum früher weithin bekannten Treffpunkt „Dicke Eiche" begegnet man etlichen Mammutbäumen.

Am Fuße der mittleren Schwäbischen Alb pilgern Baumfreunde noch heute von Nehren aus eine halbe Stunde lang in den Wald zur Dicken Eiche am Fuße des Firstberges – obwohl dieser gigantische Baum gar nicht mehr steht. Und doch hat dieser Baum nach wie vor einen Ruf wie Donnerhall. Ganz so muss es auch geklungen haben, als dieser mächtige Baum im Rammert an einem Sommernachmittag im Jahr 1874 zusammenstürzte. Weithin im Steinlachtal war das Krachen und Prasseln zu hören, mit dem der Baum-Gigant in die Knie ging und ringsum etliche Bäume mit sich riss. Seine Ausmaße müssen so groß gewesen sein, dass Friedrich August Köhler den „Waldesherrscher" in der Chronik von 1838 als „Merkwürdigkeit der Communwaldung" dokumentierte. Dazu hieß es: „Seit 300 Jahren mag er schon im Abgehen seyn, und hoch und schwarz ragt von Ferne sichtbar er weit über den übrigen Wald hervor. Wenn man annimmt, dass er 800 Jahre brauchte, um zu voller Größe zu gelangen, dass eine gesunde Aiche 300 Jahre in voller Kraft steht, ehe sie anfängt vom Zahn der Zeit zu leiden, und dass sie in abnehmender Kraft demselben noch 300 Jahre widersteht, so darf man das Alter dieser Aiche wohl zu 1200 Jahren rechnen." Heute findet man hier, wo dereinst angeblich drei Paare zugleich in der hohlen Rieseneiche tanzen konnten, eine Gedenktafel für den „Moby Dick" des Nehrener Waldes und ein Bänkle.

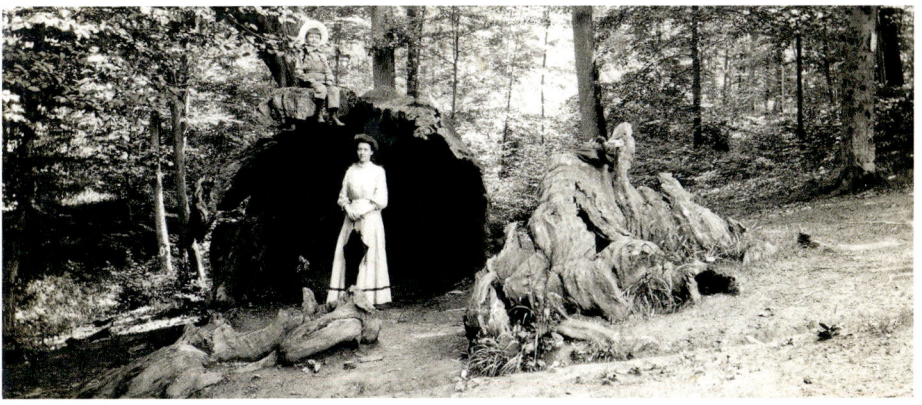

Eine historische Aufnahme von 1908 zeigt den gestürzten „Waldesherrscher" mit einer Bewunderin.

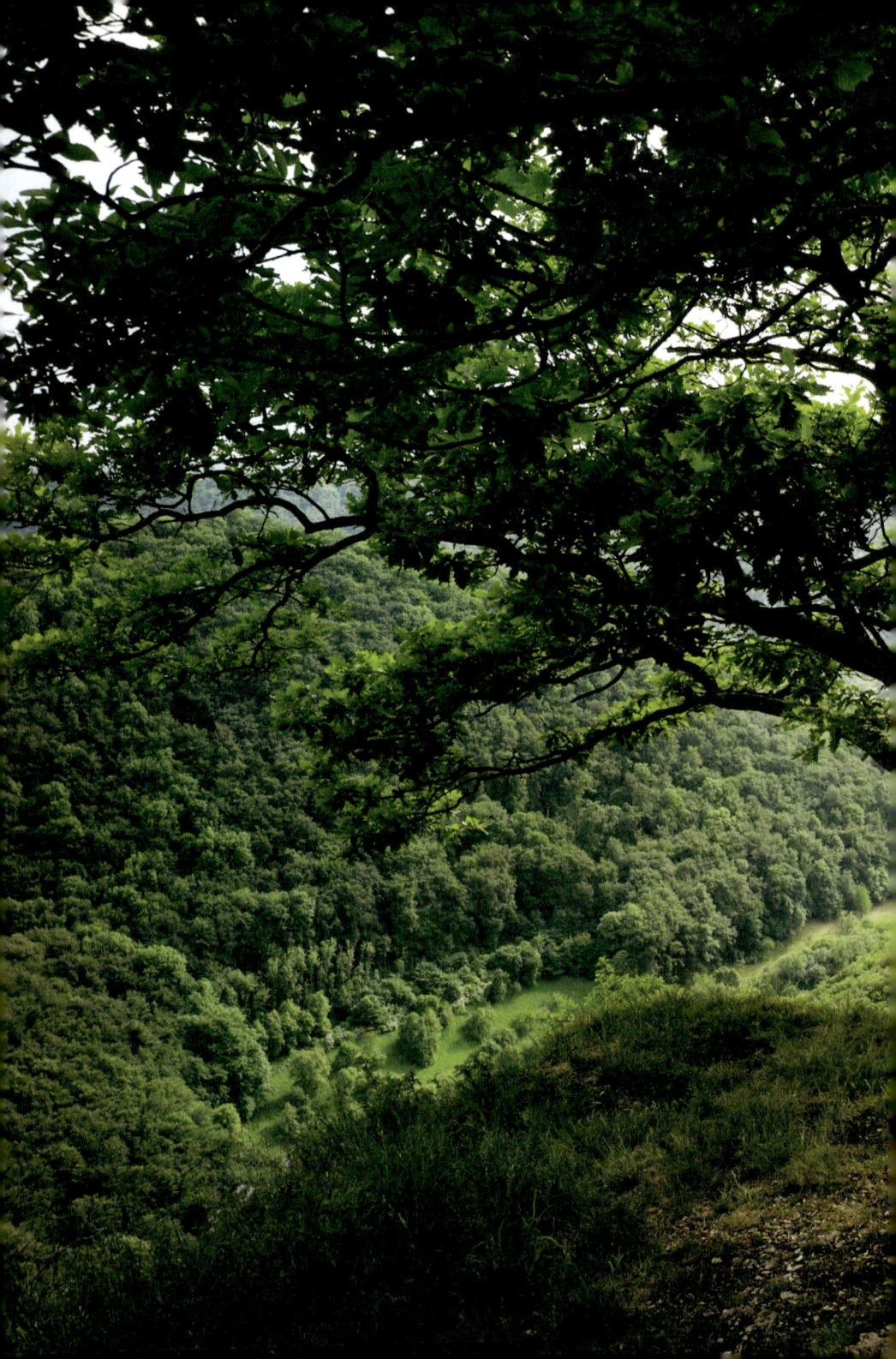

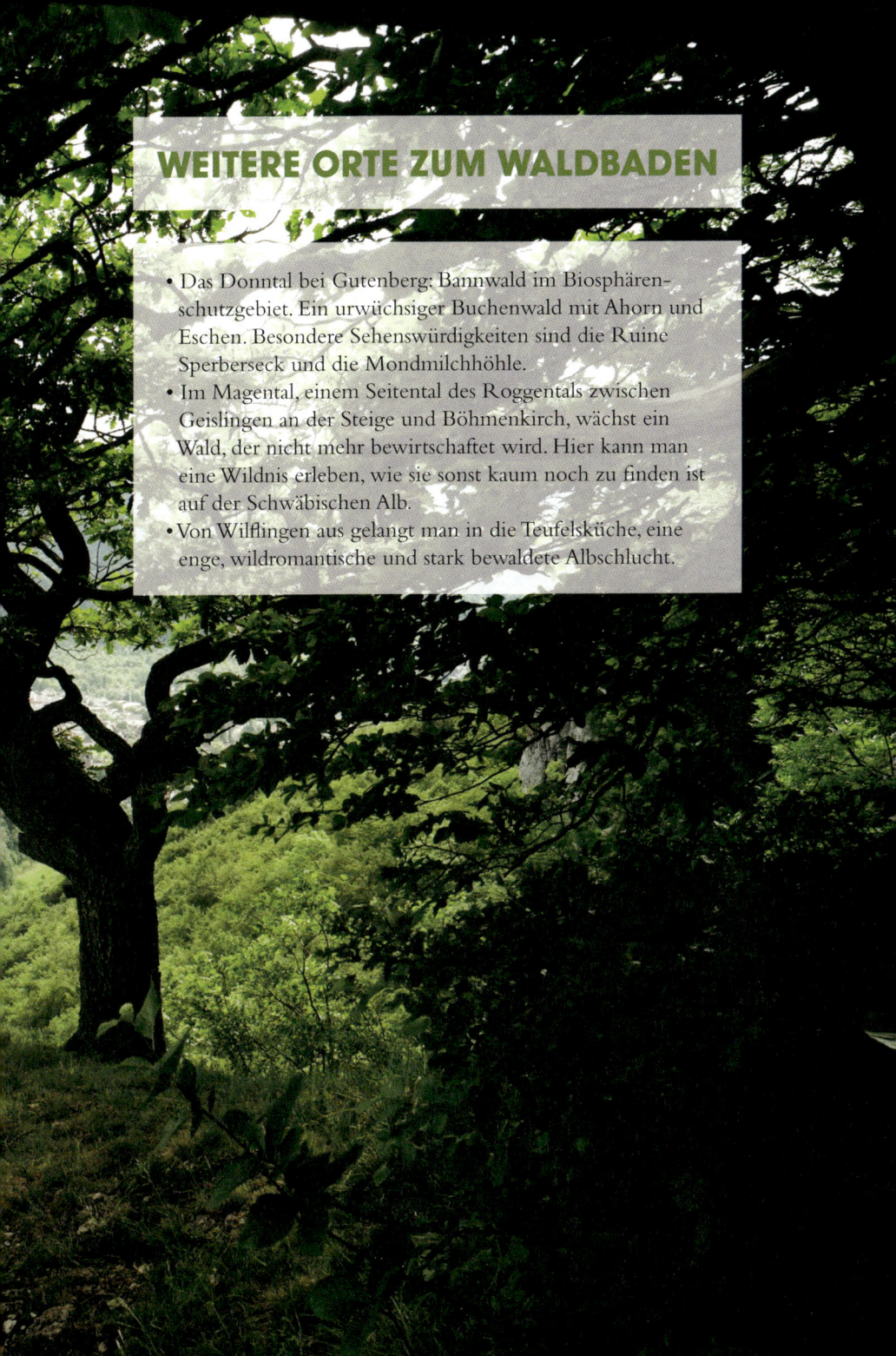

WEITERE ORTE ZUM WALDBADEN

- Das Donntal bei Gutenberg: Bannwald im Biosphärenschutzgebiet. Ein urwüchsiger Buchenwald mit Ahorn und Eschen. Besondere Sehenswürdigkeiten sind die Ruine Sperberseck und die Mondmilchhöhle.
- Im Magental, einem Seitental des Roggentals zwischen Geislingen an der Steige und Böhmenkirch, wächst ein Wald, der nicht mehr bewirtschaftet wird. Hier kann man eine Wildnis erleben, wie sie sonst kaum noch zu finden ist auf der Schwäbischen Alb.
- Von Wilflingen aus gelangt man in die Teufelsküche, eine enge, wildromantische und stark bewaldete Albschlucht.

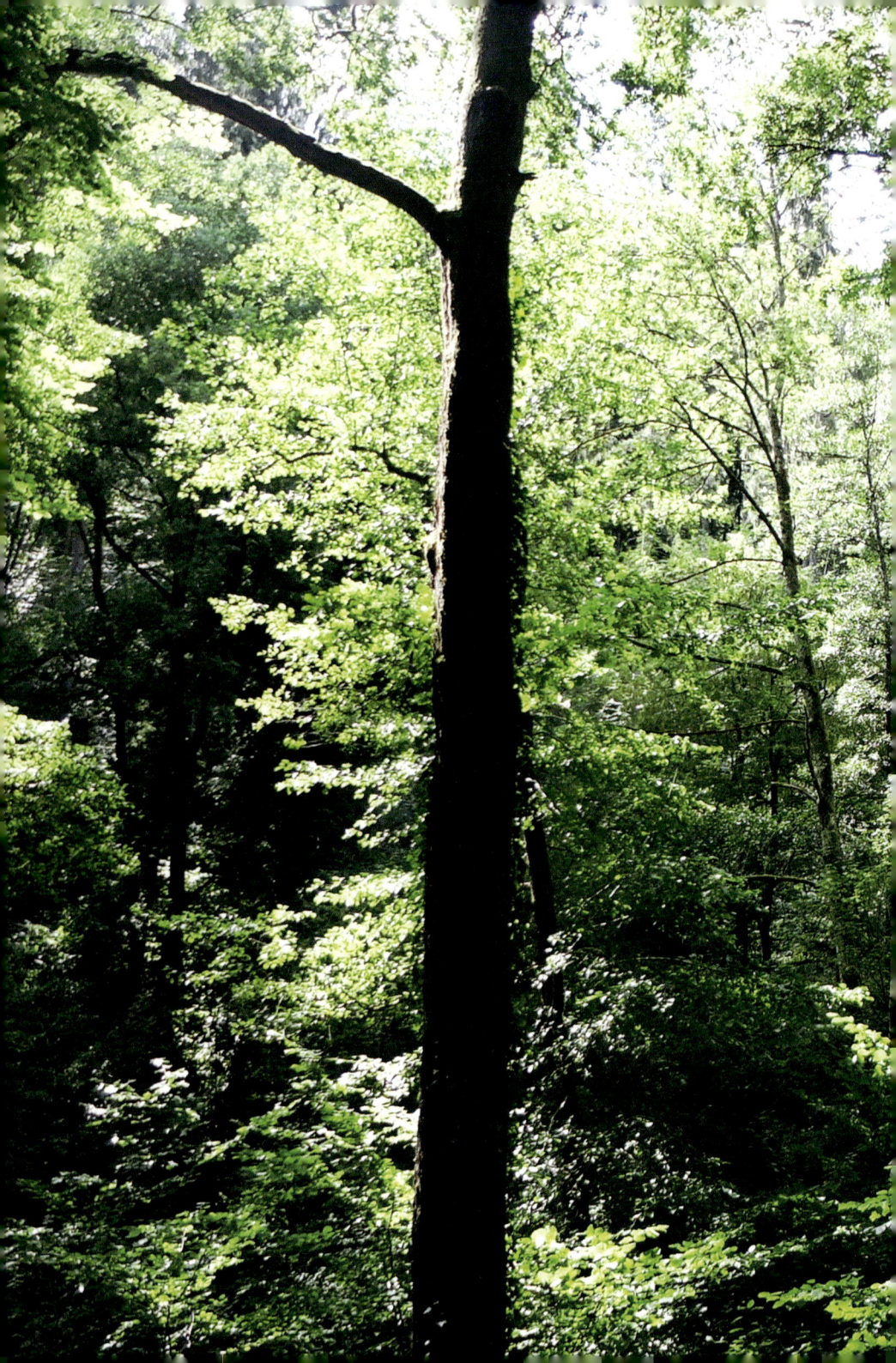

NECKARLAND RUND UM STUTTGART

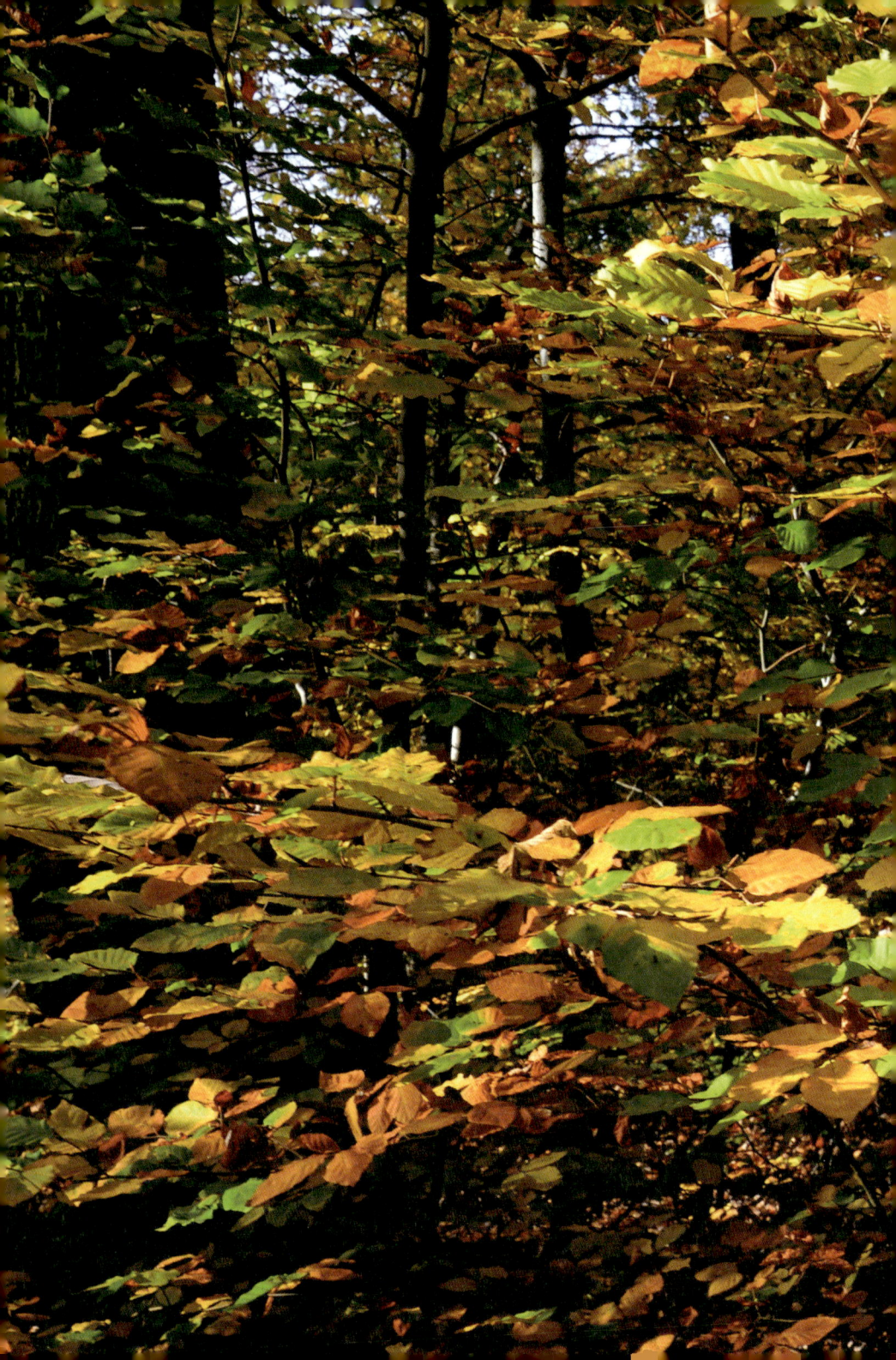

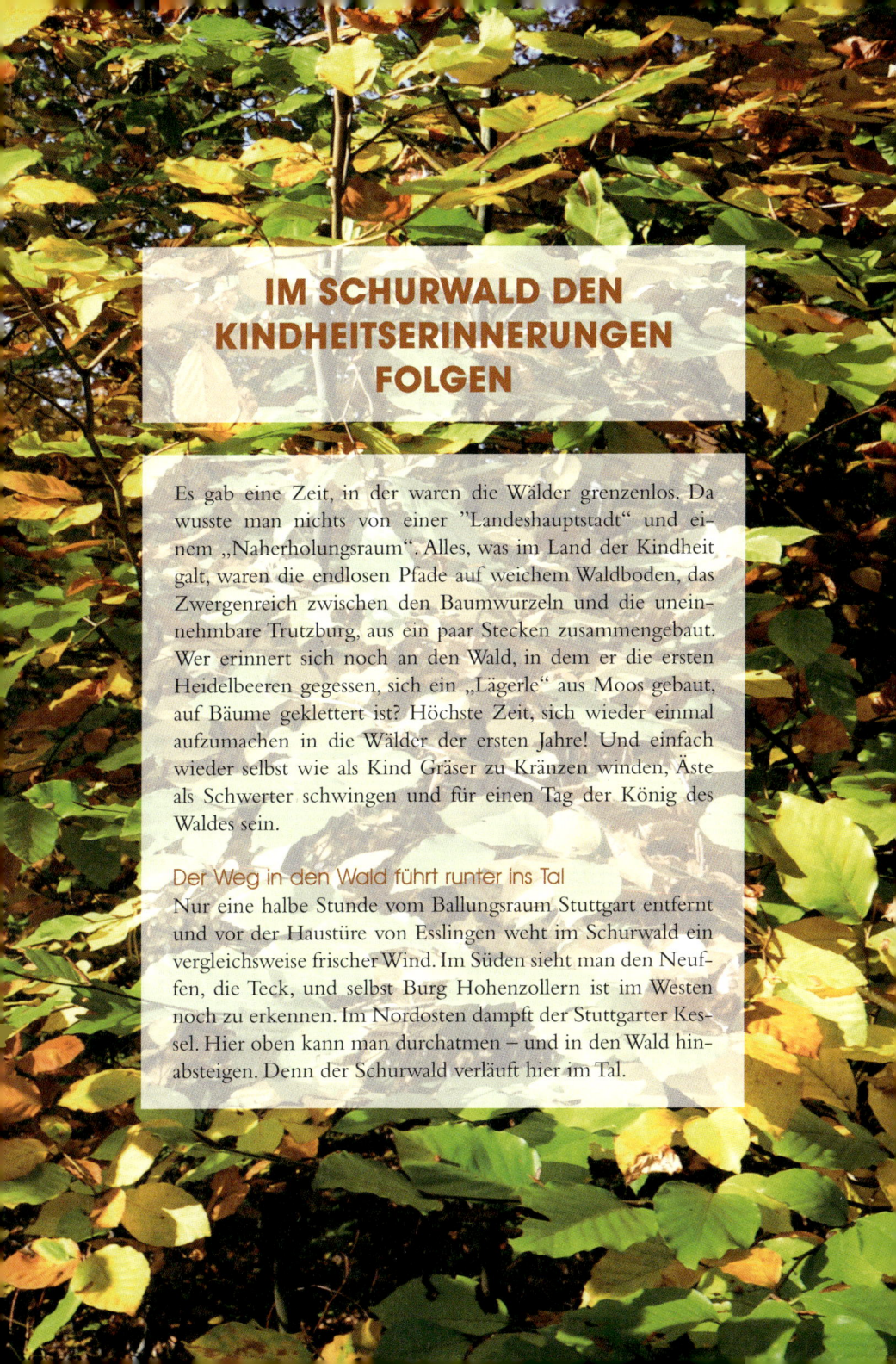

IM SCHURWALD DEN KINDHEITSERINNERUNGEN FOLGEN

Es gab eine Zeit, in der waren die Wälder grenzenlos. Da wusste man nichts von einer "Landeshauptstadt" und einem „Naherholungsraum". Alles, was im Land der Kindheit galt, waren die endlosen Pfade auf weichem Waldboden, das Zwergenreich zwischen den Baumwurzeln und die uneinnehmbare Trutzburg, aus ein paar Stecken zusammengebaut. Wer erinnert sich noch an den Wald, in dem er die ersten Heidelbeeren gegessen, sich ein „Lägerle" aus Moos gebaut, auf Bäume geklettert ist? Höchste Zeit, sich wieder einmal aufzumachen in die Wälder der ersten Jahre! Und einfach wieder selbst wie als Kind Gräser zu Kränzen winden, Äste als Schwerter schwingen und für einen Tag der König des Waldes sein.

Der Weg in den Wald führt runter ins Tal

Nur eine halbe Stunde vom Ballungsraum Stuttgart entfernt und vor der Haustüre von Esslingen weht im Schurwald ein vergleichsweise frischer Wind. Im Süden sieht man den Neuffen, die Teck, und selbst Burg Hohenzollern ist im Westen noch zu erkennen. Im Nordosten dampft der Stuttgarter Kessel. Hier oben kann man durchatmen – und in den Wald hinabsteigen. Denn der Schurwald verläuft hier im Tal.

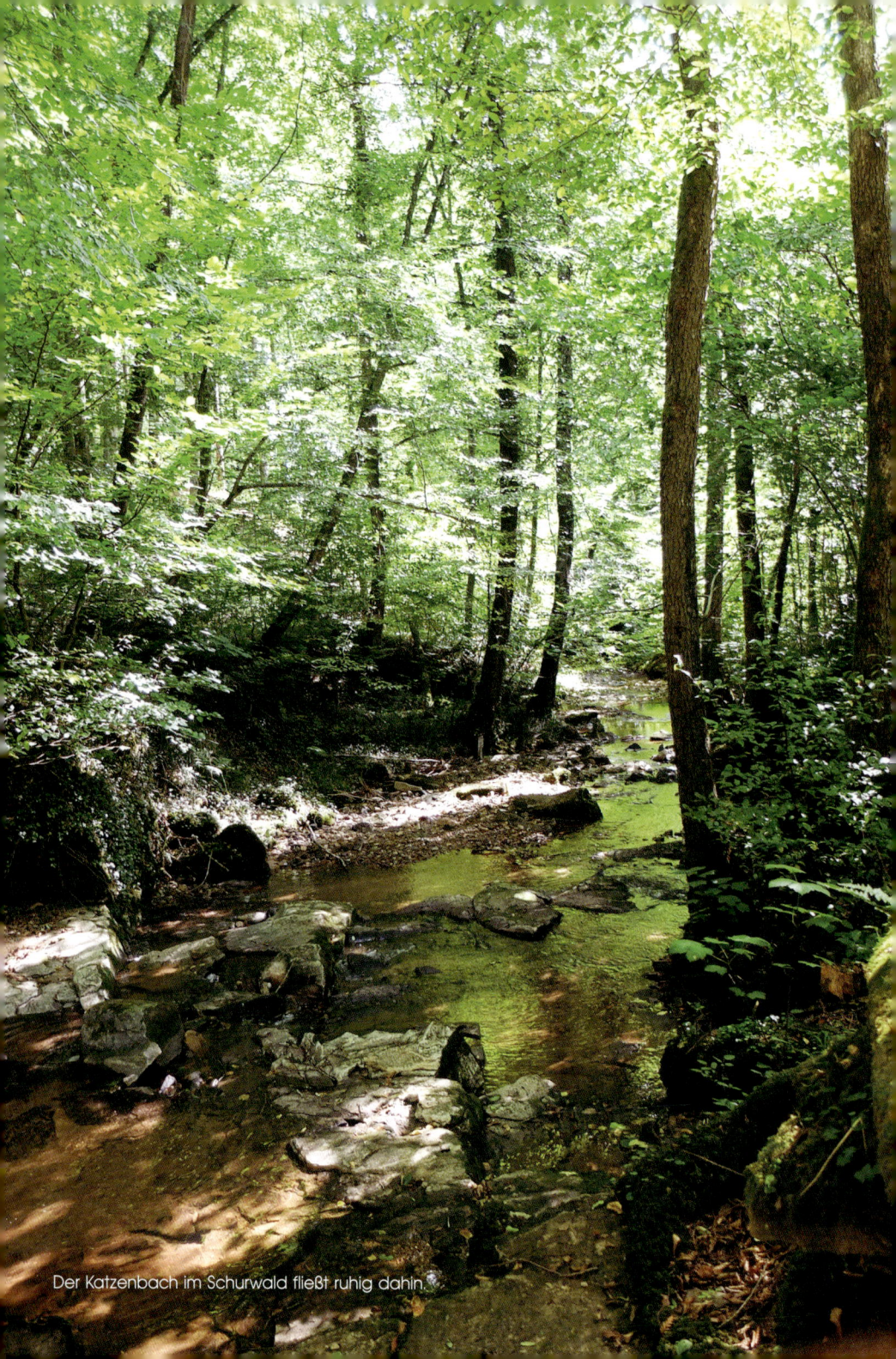
Der Katzenbach im Schurwald fließt ruhig dahin.

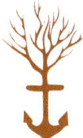

DEN HOLDERSTEIN AUF EINEN SCHLUCK WASSER BESUCHEN

 Ortskern 73669 Hegenlohe oder 73669 Thomashardt, Wanderparkplatz beim Kultur- und Sportzentrum in 73666 Baltmannsweiler

 Der Holderstein, ein Stubensandsteinfelsen mit Wasserfall, ist als Naturdenkmal geschützt.

Von Hegenlohe herkommend geht es durch Obstbaumwiesen mit alten Apfel- und Zwetschgenbäumen Richtung Wald. An den Brombeerhecken lässt sich rasch noch eine Stärkung nehmen, bevor der Wald einen aufnimmt. Imposante Eichen stehen am Hang beieinander und lassen sich umarmen, aber nicht unbedingt umfassen; dafür sind die meisten zu kräftig. Schlanker sind da die Buchen mit ihren glatten Stämmen. Sie mischen sich hangabwärts immer mehr mit Fichten und herausragenden Kiefern, die man hier auch „Forchen" nennt. Der Bannholzweg weist den Weg zur früheren Holzsägmühle. Die „Franzosenklinge" in dem stark eingeschnitten Tal verortet bis heute, wo dereinst Napoleons Soldaten durch den Schurwald zogen. Heute krabbelt hier ein Mistkäfer unverdrossen seiner Wege. Eine quietschorange Nacktschnecke und auch eine Kröte zeigen an: Weit ist es nicht mehr bis zum Katzenbach ganz unten im Tal.

Kurze Kletterpartie auf schmalem Pfad

Am steinalten Brückle ist im Schatten der Erlen gut ruhen. Folgt man dem Katzenbach aufwärts weiter Richtung Baltmannsweiler, so zweigt alsbald ein schmaler Pfad zum Holderstein ab. Die letzten Meter werden zur Kletterpartie. Dann, nach einer letzten Biegung, öffnet sich der Holderstein als hoher, großer Kamin, durch den von oben Wasser rinnt. Der Legende zufolge hat sich während des Dreißigjährigen Kriegs eine Frau auf der Flucht im Wald unter dem vorstehenden Felsbrocken versteckt. Ihr Häscher verfolgte sie im wilden Galopp, erkannte den Abgrund zu spät und stürzte samt Pferd über den Felsen hinab: „Dank Dir, Du holder Stein!"

Stellen Sie sich unter den steineren Überhang des Holdersteins und grüßen Sie den Ort. Formen Sie die Hände zur Kuhle, um unter dem Holderstein das Wasser-Rinnsal aufzufangen. Trinken Sie Schluck für Schluck mit Bedacht. Spüren Sie dem Wasser nach, seinem Geschmack, seinem Weg. Nehmen Sie sich Zeit für zwei, drei Gedanken darüber, was oder wer Sie zuletzt aus einer schwierigen Situation gerettet hat. Sprechen Sie innerlich einen Dank aus.

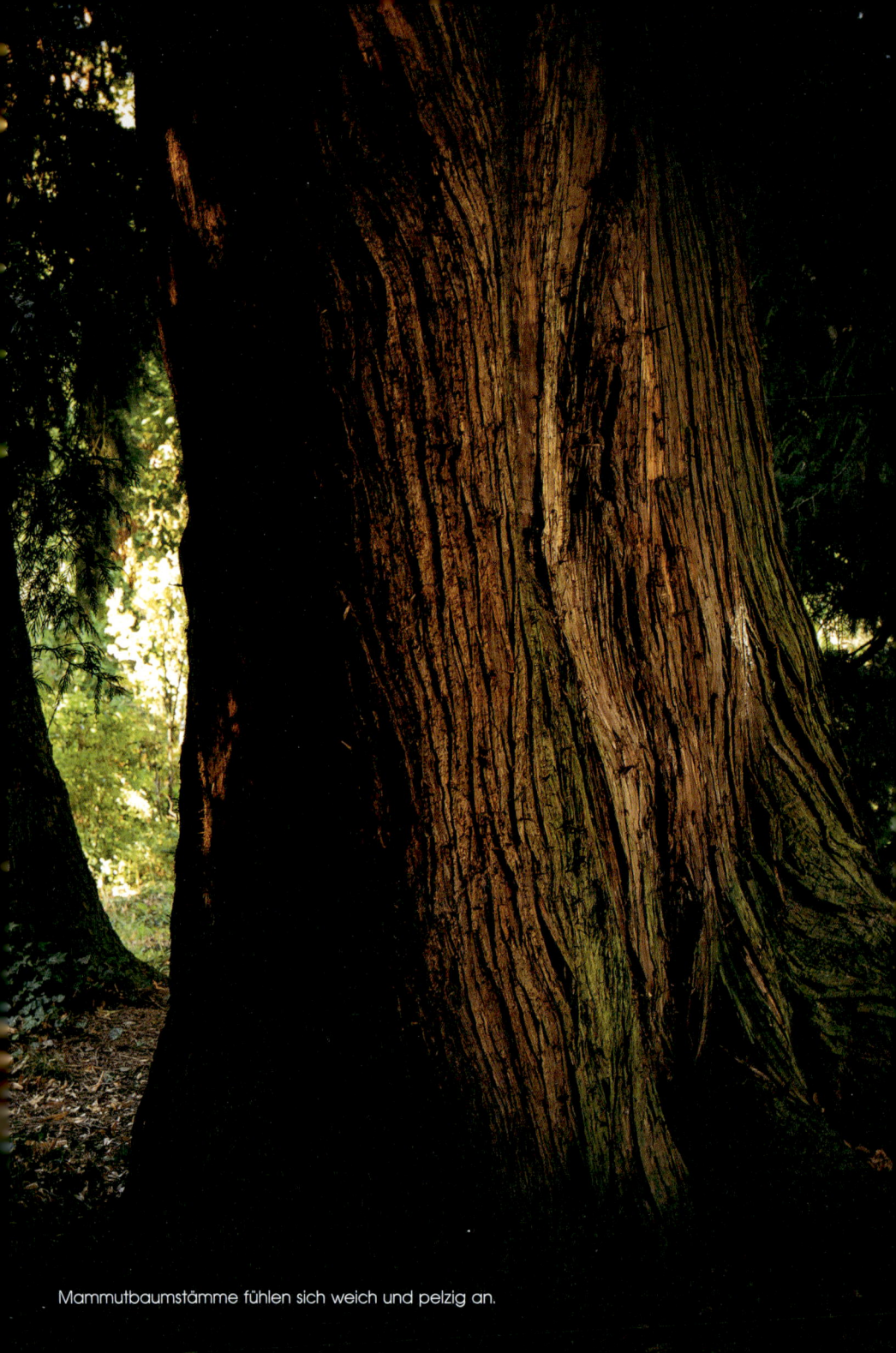

Mammutbaumstämme fühlen sich weich und pelzig an.

Wie wohl der Schurwald tut, das hat Eberhard Sitte, dereinst Gauobmann beim Schwäbischen Albverein, bereits 1965 umfassend benannt: „Im Frühjahr und Sommer kontrastiert das frische, helle Grün der Laubbäume und Lärchen überaus vorteilhaft mit dem ernsten, dunklen Grün der einzeln bis horstweise eingemischten immergrünen Nadelbäume, die ihrerseits im Winter inmitten der winterkahlen Bäume belebend, freundlich und ermunternd wirken. Vom Zauber solcher wechsel- und stimmungsvoller Bilder gefesselt wird sich der Wanderer ausgezeichnet erholen, sich geistig, seelisch und nervlich aufrichten können."

Frische Luft schnappen und Mammutbäume finden im Schönbuch
In den 1960er Jahren drohte der Schönbuch einem Flughafen weichen zu müssen. Erbitterter Widerstand konnte das verhindern. Dadurch blieb das größte zusammenhängende Waldgebiet in der Mitte des Landes erhalten und wurde stattdessen 1972 zum ersten Naturpark in Baden-Württemberg. Seither hat der Schönbuch viel Ursprünglichkeit zurückgewonnen. Als Sauerstofflieferant und Luftfilter im Großraum Stuttgart ist der Naturpark heute unersetzlich.

Überragende Wellingtonien
Buchen und Eichen bilden die Säulen der Waldbestände. Ahorn und Esche gesellen sich dazu, ebenso Fichten und Kiefern, Lärchen und Douglasien. Überragt werden sie alle von Wellingtonien, die mittlerweile über 160 Jahre alt sind. Bis zu 50 Meter hoch erheben sich diese eindrucksvollen Nadelbäume, die ganz zu Recht Mammutbäume genannt werden, im Naturpark zwischen Tübingen, Reutlingen, Holzgerlingen und Herrenberg.

Mammutbäume: Exoten im Schönbuch
Von weitem wirken die Kronen der Mammutbäume fast zurechtgeschnitten. Wie akkurate Kegel sitzen sie auf Stämmen, deren Rinde sich erstaunlich pelzig und weich anfühlt. Um 1853 kamen die ersten sogenannten Wellingtonien aus isolierten Tälern der Sierra Nevada in Kalifornien nach Deutschland. König Wilhelm I. ließ Samen dieser Exoten in der Stuttgarter Wilhelma aussähen. Später erhielten ausgewählte Forstämter im Land die Schösslinge. Sie sollten herausfinden, ob dieser gigantische Holzlieferant in den hiesigen Wäldern heimisch werden kann. Ein eiskalter Winter 1879/90 dezimierte den Bestand enorm. Doch die Wellingtonien, die diesen ersten Kälteschock überstanden haben, erkennt man noch heute von weit.

Unverbaut und unbegradigt fließt der Goldersbach so munter wie eh und je durchs geschützte Tal bei der Zisterzienserabtei Bebenhausen und bietet Eisvögeln, Wasseramseln, Steinkrebsen und anderen bedrohten Tieren und Pflanzen eine Heimstatt.

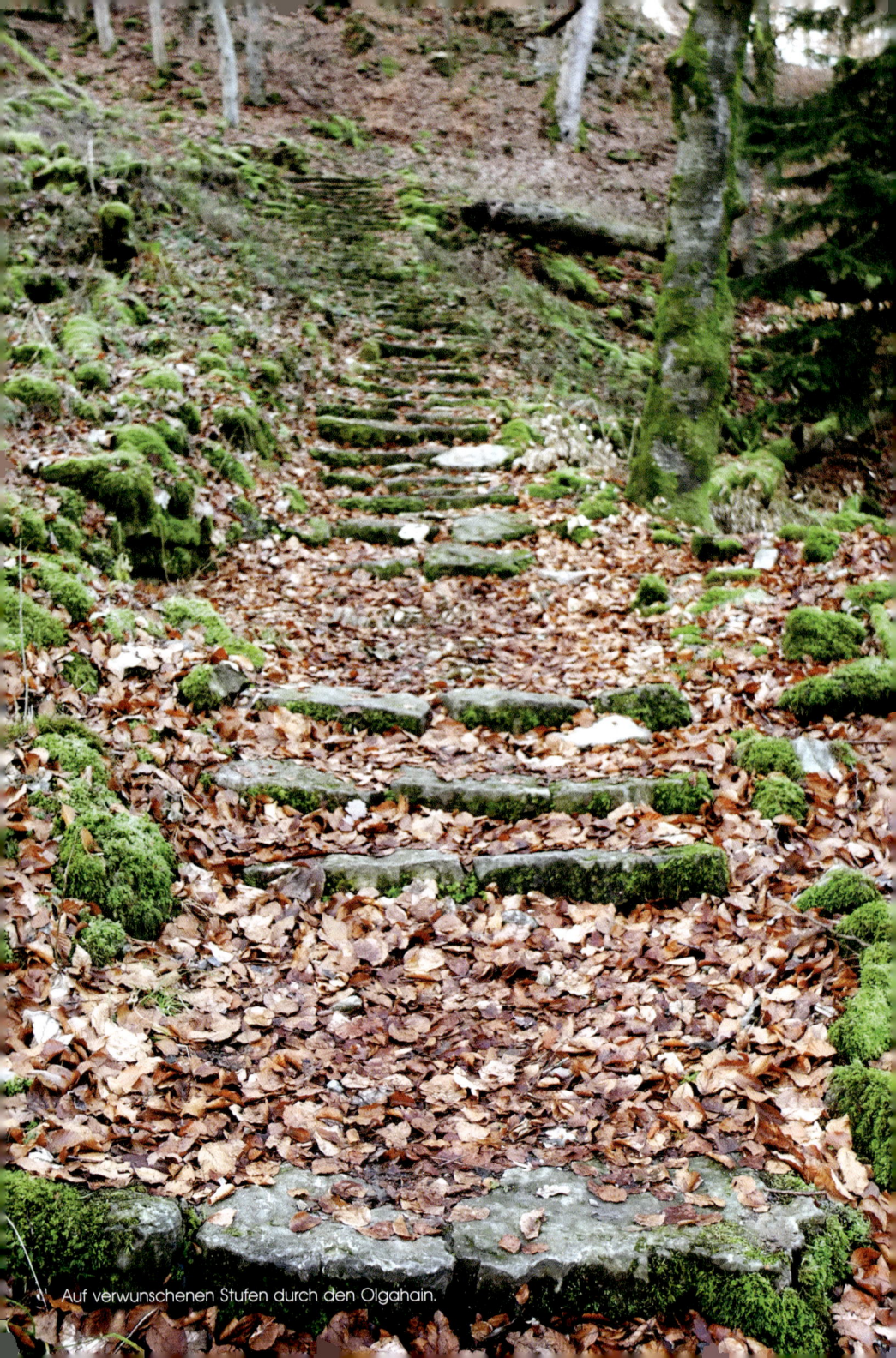
Auf verwunschenen Stufen durch den Olgahain.

IM OLGAHAIN AUF SONNENSTRAHLENFANG

 Wanderparkplatz am Kirnbach zwischen 72074 Tübingen und Bebenhausen

 Der Geologische Lehrpfad vermittelt viel Wissen über den Landschaftsaufbau und führt direkt zum Olgahain.

Die wildromantische Atmosphäre auf dem Kirnberg oberhalb der Mündung des Kirnbachs in den Goldersbach hat schon König Karl um 1870 das Herz geöffnet. Er widmete dieses ganz besondere Fleckchen Wald seiner Frau Olga, einer russischen Großfürstin. Aus dem Hang mit seinen Farnen zwischen den bemoosten Sandsteinblöcken wurde mitten im Wald, den man über den Geologischen Pfad erreichen kann, ein abgeschiedener Park zum Lustwandeln. Während eines jahrzehntelangen Dornröschenschlafs verwilderte die Anlage zusehends, bis sie Ende der 1970er Jahre wiederentdeckt wurde. Verträumte Pfade führen noch immer auf vermoosten Stufen zu lauschigen Plätzen mit niedrigen Holzbänkchen in kleinen steinernen Nischen. Ein kleiner Teich spiegelt die Buchenbäume – und die besondere Stille an diesem liebenswerten Sehnsuchts-Ort.

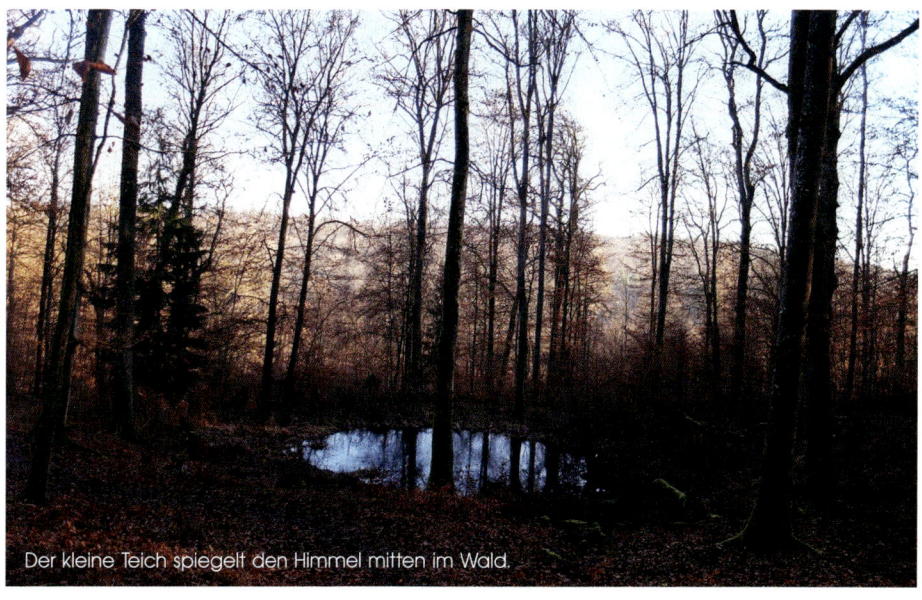

Der kleine Teich spiegelt den Himmel mitten im Wald.

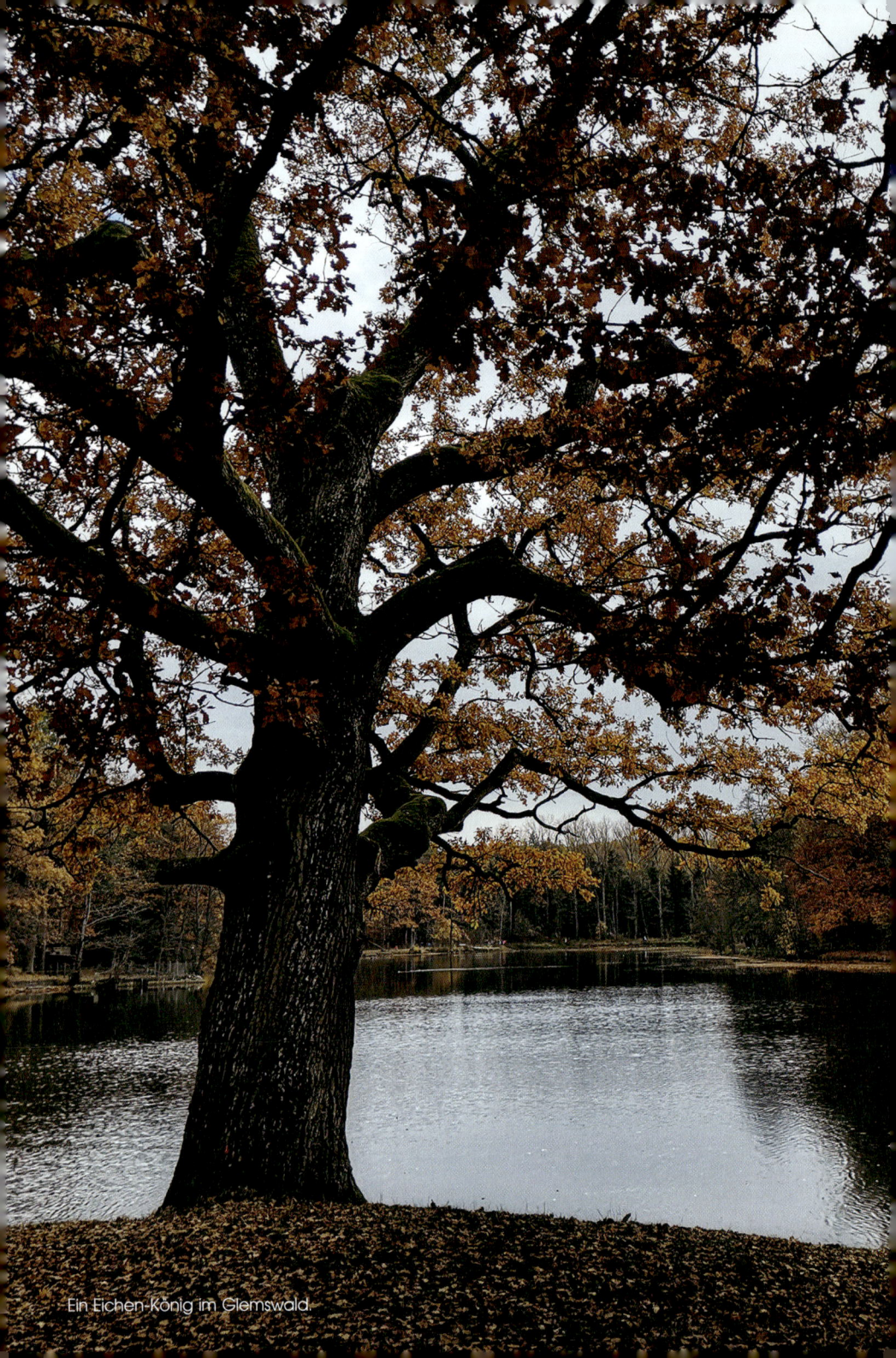
Ein Eichen-König im Glemswald.

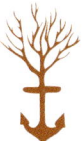

BAUMPERSÖNLICHKEITEN LADEN IM GLEMSWALD ZUR BEGEGNUNG EIN

 Parkplatz an der Wildparkstraße oder Magstadter Straße, 70197 Stuttgart

 Zig Schmetterlinge, hunderte von Käfern und Insekten sowie zahllose Pilze leben in und an einer Eiche.

Mitten im Waldgebiet zwischen Stuttgart West und den Autobahnen A81 und A8 stehen die dicksten und ältesten Eichen des Landes. Der Wald rund um die drei Stauseen Neuer See, Pfaffensee und Bärensee ist am Wochenende ein echter Publikumsmagnet. Es sind aber auch ganz besondere Baumpersönlichkeiten, die in dieser adeligen Jagdkulisse aus dem 19. Jahrhundert auf Besuch warten! Wer sich gerne mit gestandenen Buchen und altehrwürdigen Eichen umgibt, ist hier genau richtig.

Mit Würde verwurzelt: die Eichenkönige am Bärensee

Im Glemswald mit dem Naturschutzgebiet Rotwildpark und dem Bärenschlösschen reiht sich ein ausgewachsener Eichenkönig an den nächsten. Jede Krone ein Monument aus knorrig-eigenwilliger Verzweigung und einem Blattwerk, das sich seit Hunderten von Jahren immer wieder erneuert. Unverrückbar stehen sie da und sind mit einer Würde verwurzelt, der die Zeit nichts anhaben kann.
Die dickste Stieleiche steht für Spaziergänger kaum zugänglich abseits der Wege und Pfade, ist aber für Autofahrer von der vierspurigen Wildparkstraße aus mitten im Glemswald gut sichtbar. Ihr Umfang wird mit acht Metern angegeben, die Höhe mit 25 Metern. Ein Blitz hat seine Spuren am Stamm hinterlassen, doch mit denen lebt die etwa 400 Jahre alte Eiche offensichtlich ganz gut. Ihre Pfeilwurzeln ankern tief und fest im Waldboden – und das über eine sehr lange Zeit, in der sich ringsum viele andere Lebewesen ganz in Ruhe entwickeln können. Als Faustregel gilt: Eine Eiche wächst 300 Jahre, steht 300 Jahre, vergeht 300 Jahre.

Die Eiche: Blitz und Donner gewöhnt

Durch ihre schiere Höhe und die tiefen Wurzeln bietet sich die Eiche als Blitzableiter im Wald geradezu an. Donar, der Gewitter- und Kriegsgott der Germanen, soll schon immer ihre Nähe gesucht haben. Auch die Kelten hatten die größte Ehrfurcht vor der Eiche. Ihre Druiden schnitten Eichenmisteln vom Baum, die das ganze Jahr über vor Krankheit und bösen Geistern schützen sollten. Der hohe Gerbstoffgehalt der Eiche wird bis heute medizinisch vielfältig genutzt.

Der Herbst gewährt einen Blick auf das Wesentliche

Der Herbst lässt Strukturen erkennen und gewährt einen Blick auf das, was hinter allem steht. Wenn das Laub der Buchen und Eichen am Boden unter den Füßen raschelt, dann zeichnet sich beim Blick in die Baumkronen klar und deutlich ihr Aufbau ab. Die starken Äste und feinen Zweige sind von ganz eigener Schönheit und in einer Harmonie gewachsen, die Staunen macht. In der Romantik wurde der Eiche Freiheitsliebe, Willensstärke und unbeugsamer Stolz angedichtet. Oder haben empfindsame Geister diese Eigenschaften aus dem Blätterrauschen der Eiche herausgehört? Ihre Musik nämlich ist mit keinem anderen Baum zu vergleichen; mit ihren verwinkelten Ästen und knorrigen Zweigen klingt die Eiche in einer ganz eigenen Tonart.

Einen Gang im Glemswald runden Zeilen von Hermann Hesse ab: „Bäume sind für mich immer die eindringlichsten Prediger gewesen. In ihren Wipfeln rauscht die Welt, ihre Wurzeln ruhen im Unendlichen; allein sie verlieren sich nicht darin, sondern erstreben mit aller Kraft ihres Lebens nur das Eine: ihr eigenes, in ihnen wohnendes Gesetz zu erfüllen, ihre eigene Gestalt auszubauen, sich selbst darzustellen."

Nehmen Sie eine Handvoll Herbstblätter vom Boden auf und sehen Sie genau hin. Welche Formen und Strukturen bilden sich ab? Welche Versorgungslinien sind zu sehen, wo das Blattgerippe zu erkennen?

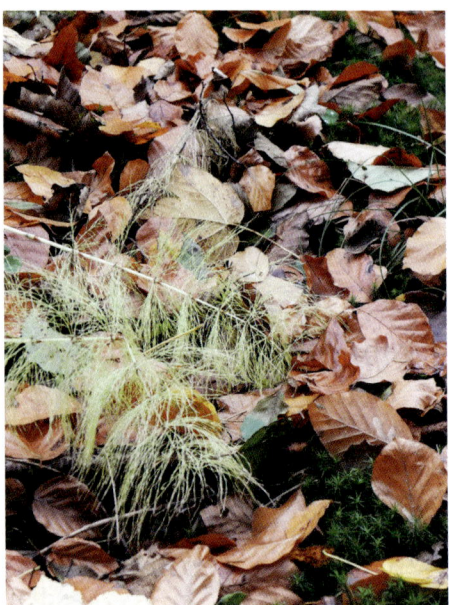

Der Acker-Schachtelhalm wird auch Zinnkraut genannt.

IM HECKEN- UND SCHLEHENGÄU, WO DER WALD VIELE AUGEN UND OHREN HAT

Oasen und Unterschlupf für Kleintiere

Das Heckengäu zieht sich als breites Band westlich von Stuttgart, noch vor den Toren des Schwarzwaldes und schon jenseits des Schönbuchs, von Vaihingen im Norden bis Haiterbach im Süden. Das langgestreckte Gäu östlich der Nagold tangiert Altensteig, Nagold, Wildbad, Calw und Bad Liebenzell. Auch Weil der Stadt und Mühlacker werden hier westlich des Neckarbeckens dem Heckengäu zugeordnet.

Auf Muschelkalk, der teilweise mit Lösslehm überlagert ist, wachsen Haselnuss, Weißdorn und Schlehen zu Hecken zusammen, die der Gegend ihren Namen geben. Diese Heckenwäldchen sind wilde, teilweise undurchdringliche Oasen zwischen den Wiesen und Feldern und bieten Vögeln und Kleintieren Unterschlupf.

Keine Seite ist wie die andere

Vielerorts stehen Eichen und Buchen mit Nadelhölzern gemischt in ‚richtigen' Waldstücken, die unterschiedlich intensiv bewirtschaftet werden. Akkurate Pflanzungen wechseln sich mit dichten Schonungen, durchforstetes Gelände mit altem Bewuchs. Hier ist Abwechslung geboten; mitunter ändert sich der Waldbewuchs alle paar hundert Meter oder ist von Wegseite zu Wegseite ganz unterschiedlich. Da kann es links des Weges das ganze Jahr über so dunkel sein, dass man durch dichten Jungtann kaum hindurchsehen kann, während die Fichten und Tannen rechter Hand hoch in den Himmel ragen.

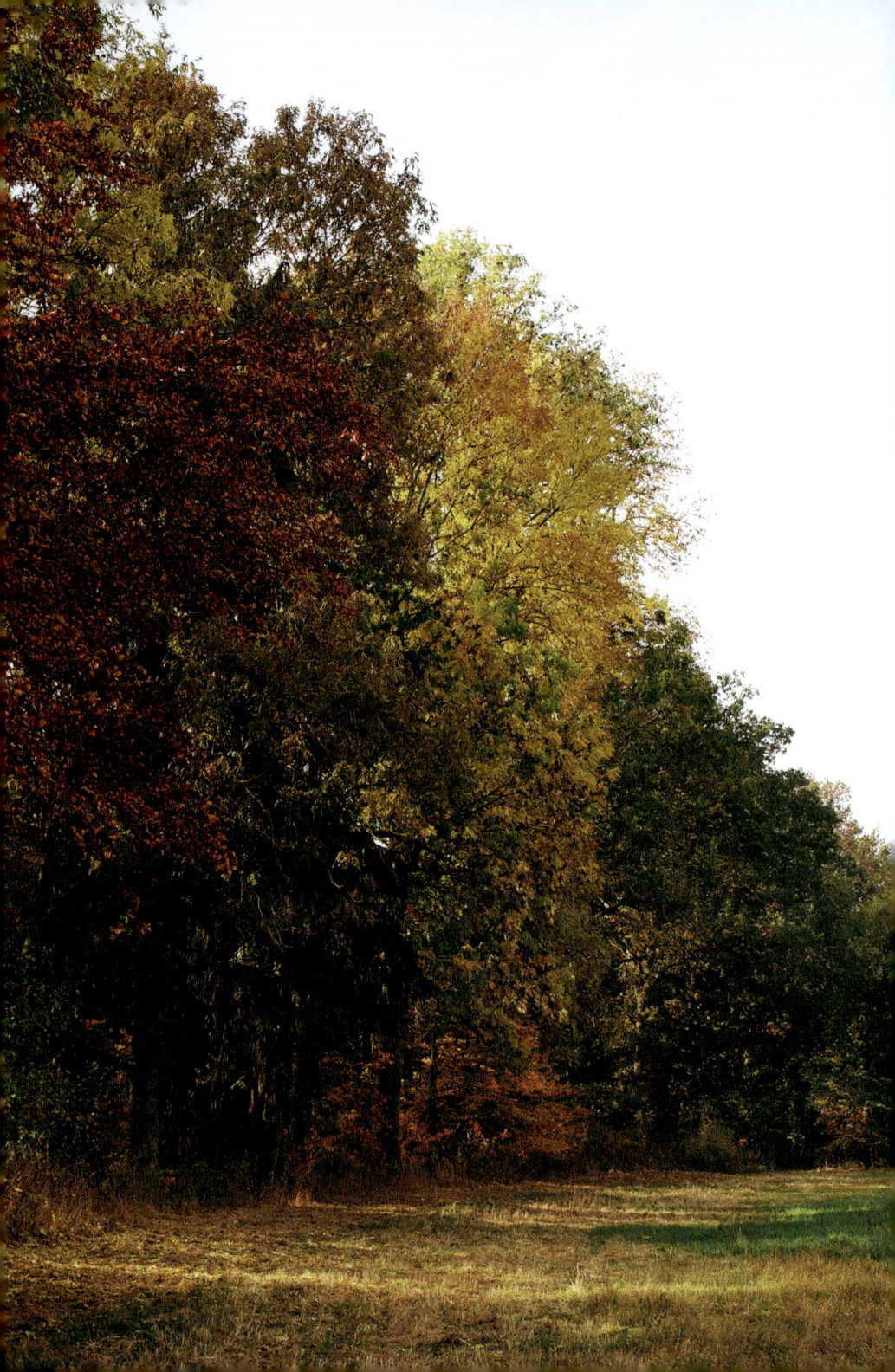

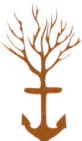

AM KELTENHÜGEL MIT DEM FRAUENGRAB UND FUCHSBAU

 Mötzinger Ortsrand beim Golfplatz, 71149 Bondorf

 Die Zeit der Kelten begann vor rund 2800 Jahren und dauerte bis zur Zeitenwende.

Anette Niethammer, Psychologin, Entspannungs- und Stresstherapeutin, ist nahezu täglich ein Stündchen im Wald unterwegs und staunt immer wieder aufs Neue, wie viele mögliche Wahrnehmungen hier aufeinandertreffen. Sie zieht es regelmäßig an einen ganz besonders eigenartigen Ort in ‚ihrem' Wald, gleich vor der Haustür, der direkt hinter dem Golfplatz zwischen Mötzingen und Bondorf liegt. Ihr folgen wir möglichst unauffällig ...

Dort, wo hinter Mötzingen Richtung Bondorf der Wald beginnt, gelangt man quer über die Wiese hinter ein Heckenwäldchen. Hier sieht einen keine Menschenseele mehr. Aber die Tiere des benachbarten Waldes sind da. Sie, das kann man deutlich spüren, nehmen jeden wahr, der sich nähert. Wenn man sich ganz langsam bewegt, nur ganz sacht Qigong-Übungen macht, bleiben sie ruhig. Beobachten. Lassen einen näher kommen, auf ihre Seite des Waldes. Und das fühlt sich fast so aufregend an, als trete man die Reise in ein fremdes, unbekanntes Land an.

Versuchen Sie wie ein Tier, nur mit den Sinnen und ganz ohne Wertung, Witterung aufzunehmen. Wie fühlt sich die Luft an? Welche Geräusche sind zu hören? Was bringen wir mit? Was gehört nicht hierher?

Die Exklusivität des Moments im rechten Licht

Da – ein Knacken unter den Bäumen. Wie klingt das in den Ohren eines Bussards? Was sieht ein Hase dort, wo das Geräusch herkommt? Welche Impulse löst die Ankunft eines Menschen bei Rehen aus? Jeder, der sich hier im Raum bewegt, ist immer nur eine Möglichkeit von so vielen.
Die alten, hohen Bäume am Waldrand wirken vertraut. In der Eiche nisten Raubvögel. Im Waldinneren, wo die Tannen dicht an dicht stehen, wird es immer dunkler. Das Licht, in dem sich eine kleine Pflanze vom

nadelbedeckten Boden abhebt, verdeutlicht die Exklusivität des Moments: Erst durch den Lichtstrahl, der wie ein Spot durch die Tannen auf den Waldboden fällt, wird der kleine Schössling sichtbar.

Auf dem alten „Keltenweg" geht es weiter durch den Wald. Nach einem Tümpel auf der rechten Seite führt ein schmaler Trampelpfad ins Unterholz. Zwischen siebtem und fünftem Jahrhundert vor Christus wurden hier fünf keltische Grabhügel angelegt. Auf einem ragt der Gedenkstein für eine Frau aus dem Boden, die 1912 an dieser Stelle bei der Waldarbeit von einem Baum erschlagen wurde. Zwei Fuchslöcher verraten die heutigen Bewohner des Hügels. Dabei herrscht an diesem Ort eine Einsamkeit, die über die Zeit hinweg verbindend wirkt. Zwischen den Kelten, die ihre letzte Ruhe an diesem Ort gefunden haben, der ledigen, 61-jährigen Katharina Mast, die an dieser Stelle vor 100 Jahren ganz plötzlich ums Leben kam – und den Füchsen, die seit Generationen in dem Grabhügel hausen.

Dieser Ort, an dem so vieles zusammenkommt, erinnert an das Bibelwort: „Unterwegs sagte jemand zu Jesus: ‚Ich bin bereit, dir zu folgen, ganz gleich, wohin du gehst!' Jesus antwortete ihm: ‚Die Füchse haben ihren Bau und die Vögel ihr Nest; aber der Menschensohn hat keinen Platz, wo er sich hinlegen und ausruhen kann.'" (Lukas 9, 57-62) Eben diese Empfindung lässt sich beim Waldbad aufnehmen: Gerade in der Pilgerschaft und im Unterwegssein kann man sich aufgehoben fühlen. Voll und ganz lebendig. Immer bleibt beim Stromern durch den Wald eine Ungewissheit: Was, wenn jetzt der Fuchs herauskommt? Solche unerwarteten Ereignisse bringen aus dem Tritt – oder wieder ins rechte Lot. Für Anette Niethammer sind es gerade diese Überraschungen, die den Wald in seiner Lebendigkeit ausmachen. Und wenn sie dann aus ihm hervortritt und die Wolken am Himmel sieht, dann ist es ganz intensiv da, das Wissen: Alles ist miteinander verbunden – von hier bis zur anderen Seite der Erde.

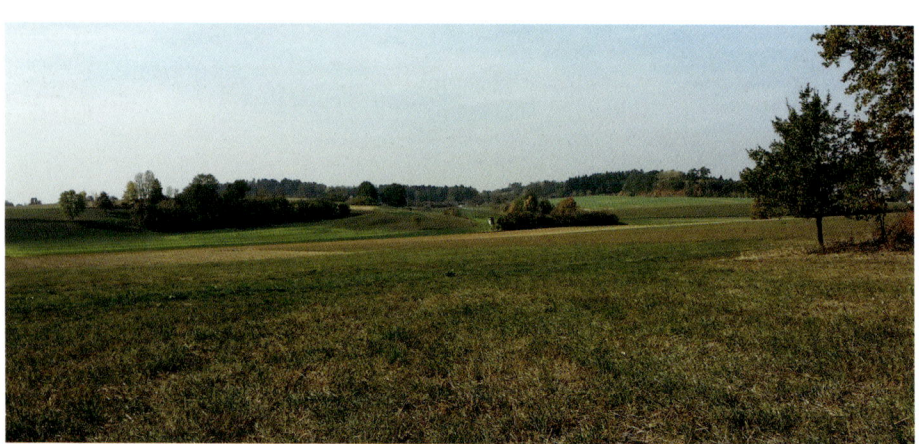

Offene Gäulandschaft mit den charakteristischen Hecken.

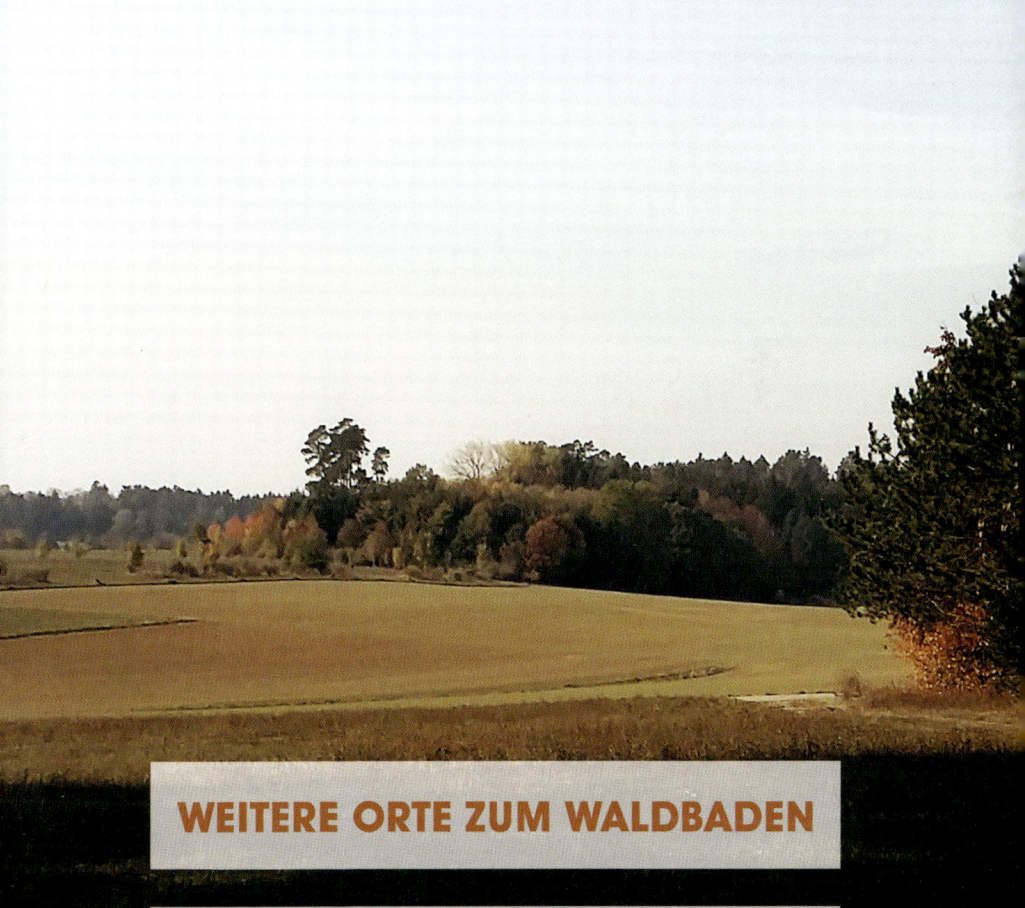

WEITERE ORTE ZUM WALDBADEN

- Kastanienallee vor Schloss Solitude: Hier kann man im Herbst knöcheltief durch das Laub waten.
- Von Dettenhausen aus lässt sich zu einer Expedition in den Wald im Schaichtal starten, welches sich über acht Kilometer durch den Schönbuch erstreckt.
- Waldfriedhof in Stuttgart mit altehrwürdigen Bäumen: Vom Parkplatz Waldfriedhof aus kann man auf dem Joseflesweg eine Runde drehen und die Schwälblesklinge durchstreifen.

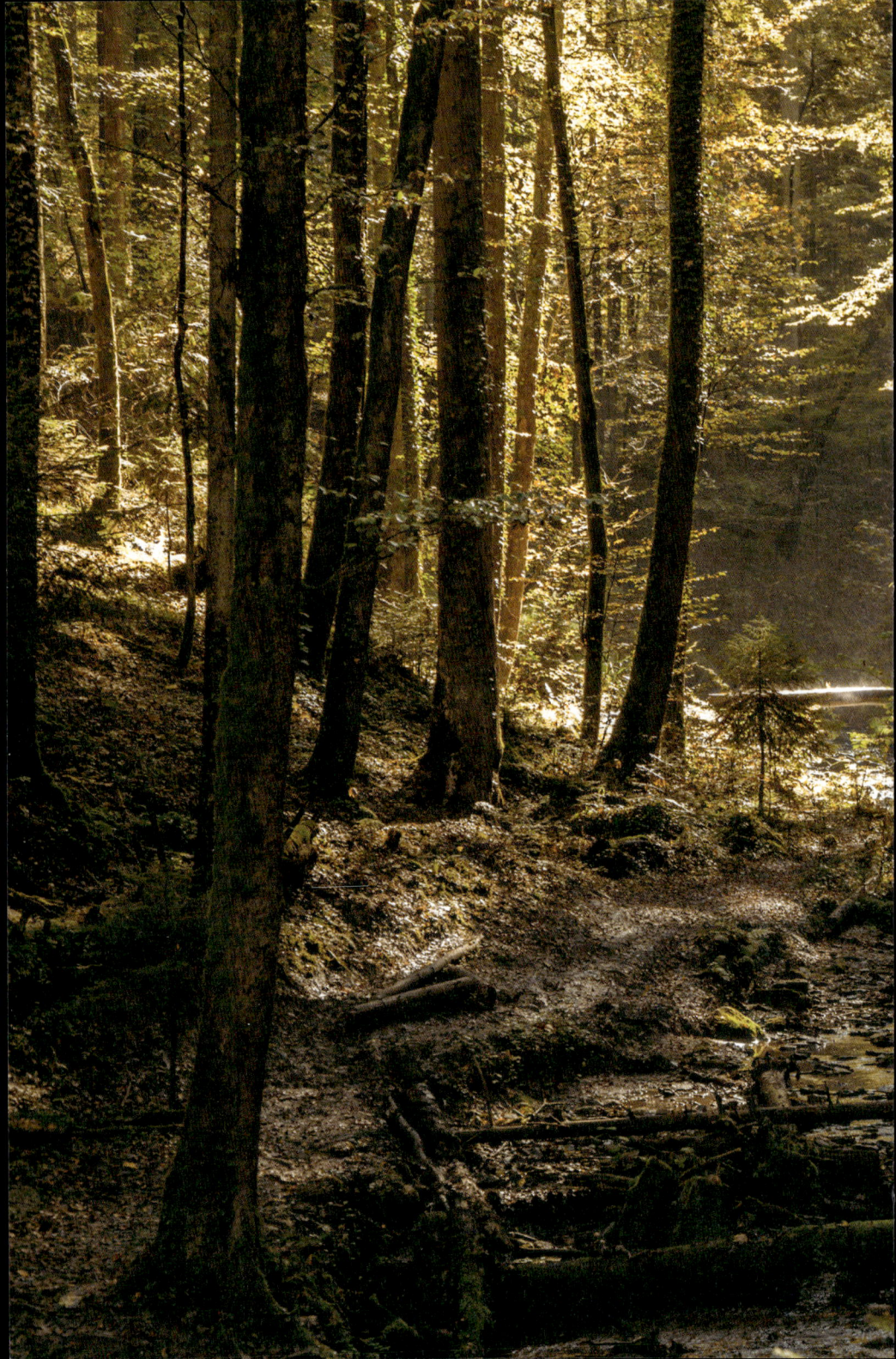

SCHWÄBISCHER WALD

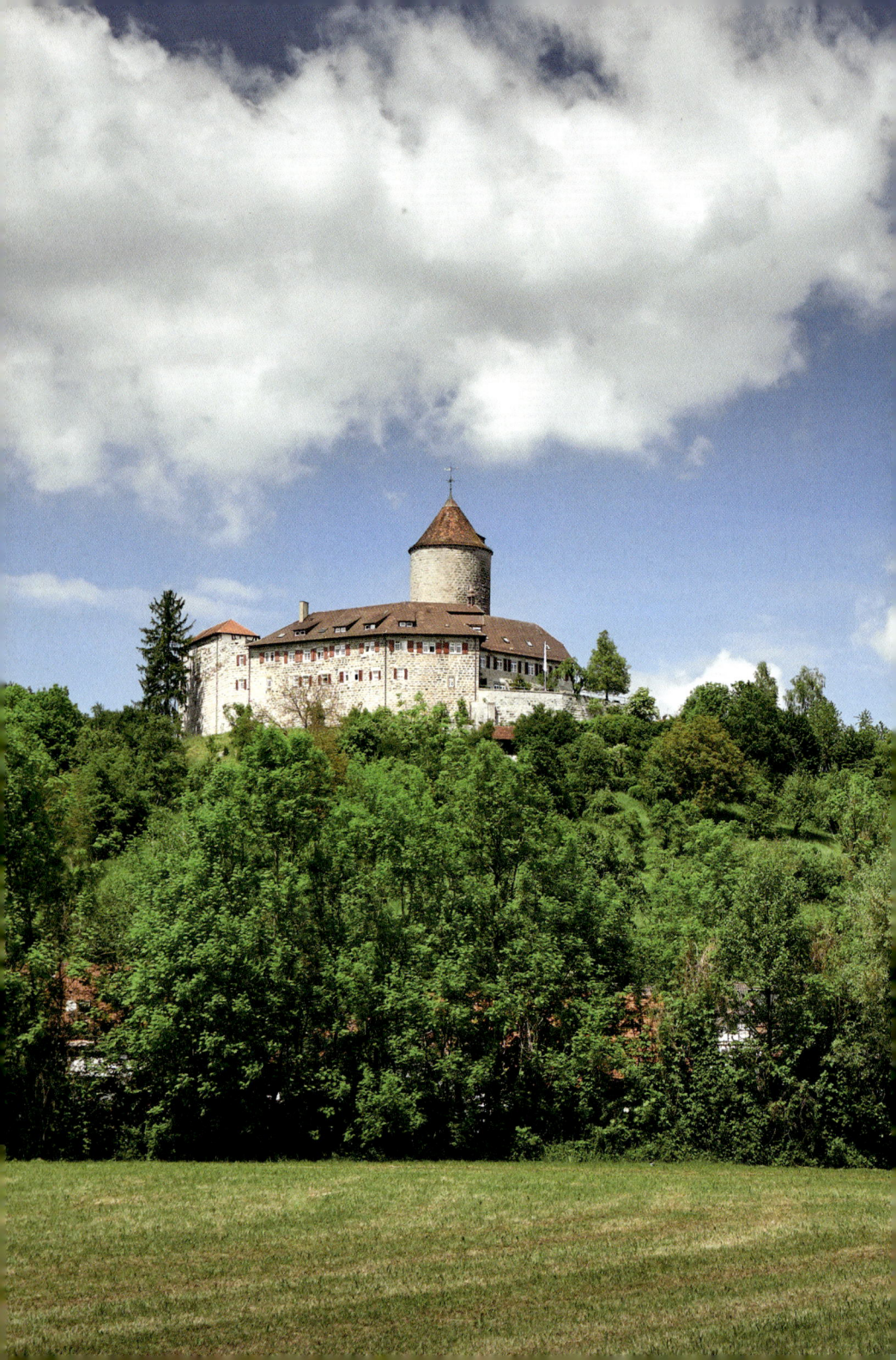

DIE LICHTREICHEN BERGWÄLDER IM NORDOSTEN DES LANDES

Zwischen der Hohenloher Ebene im Norden und dem Albvorland im Süden formiert sich der abwechslungsreiche Schwäbische Wald. Von Backnang her führen immer schmaler werdende Sträßchen in die Löwensteiner Berge hoch, schlängeln sich in der bergigen Landschaft um die Hügel herum und schaukeln einen durch die liebliche Landschaft über die Waldenburger Berge bis nach Schwäbisch Hall.

Vom Remstal im Süden nimmt der Welzheimer Wald seinen Anfang und geht über in den Murrhardter und Mainhardter Wald. Nordostwärts haben sich die Flusstäler von Bühler, Kocher und Jagst tief in den Muschelkalk gefressen. In den steilen Schluchten verbergen sich Klingen, Grotten und Wasserfälle. In manchen von ihnen – wie etwa im Bühler Tal – sind noch Reste undurchdringlichen Urwalds zu finden.

Murr, Kocher, Rot und Bühler durchziehen die geschichtsträchtige Region als lebendige Bänder. Starr und unbeweglich verlief hier der Limes. Mit diesem Schutzwall aus Palisaden und Gräben sicherte das Römische Reich sein Territorium ab.

Die Weinberge tragen Waldmützen

Eichenreiche Laubmischwälder fühlen sich in dem Weinbauklima sichtlich wohl. Je höher man im Mainhardter, Murrhardter und Welzheimer Wald kommt, desto eher findet man Tannen-Buchen-Mischwälder, die kühlere und niederschlagsreichere Standorte vorziehen. An den unteren Bergstufen sorgen die Rotbuchen für einen licht- und luftdurchlässigen Wald, der sich im Lauf des Jahres in immer wieder neu abgestimmtem Farbenkleid zeigt.

In den romantischen Tälern siedelten sich früh Öl- und Sägemühlen an. Auf den Hochebenen halten sich wacker kleine Weiler mit großzügigen Weiden für das Vieh. Hier wachsen ansonsten überwiegend Kraut und Rüben.

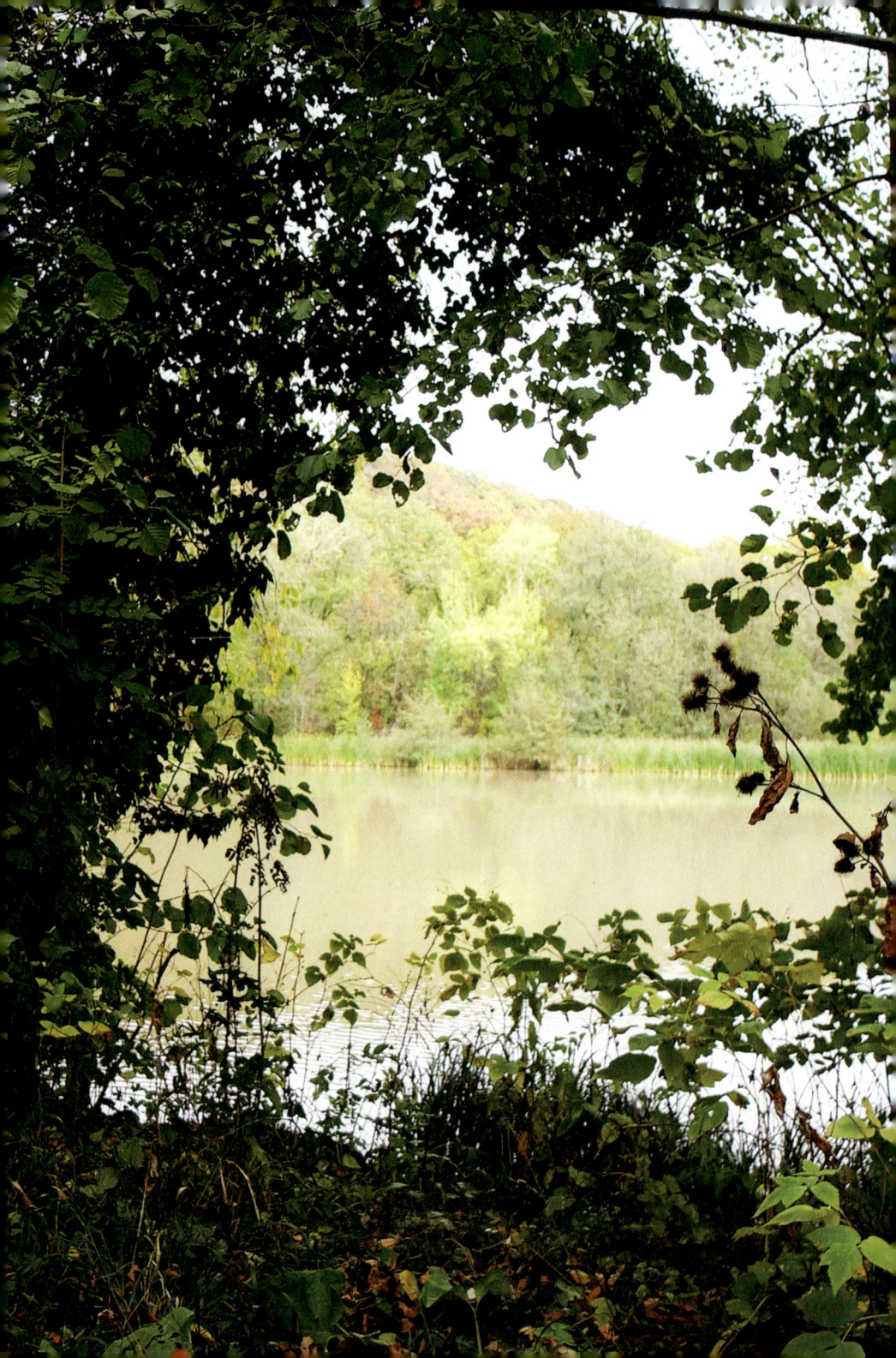

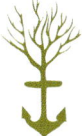

DER ANNASEE BEI GAGERNBERG

 Parkplatz an der Seestraße, 71717 Beilstein

 Im St.-Anna-Wald findet man Reste des Altwürttembergischen Landgrabens, der um 1456 als Grenzbefestigung vom Heuchelberg zum Bottwartal angelegt worden ist.

So ein Flecken mit Viehweiden bis zum Waldrand ist auch Gagernberg. Das Dörfchen erreicht man, wenn man sich von Beilstein her in den Naturpark Schwäbisch-Fränkischer Wald aufmacht und die schmalen Kurven durch den Mischwald hochfährt. Mitten in dem kleinen Örtchen geht es an der Gabelung rechts zum Parkplatz am Waldrand. Hohe Eichen, stark und mächtig, rascheln zum Empfang im Wind. Kaum hat man sich an den mit Eichenlaub bedeckten Waldboden unter den Füßen gewöhnt, ist man schon am Ufer des Annasees angelangt.

Das bräunliche Wasser bewegt sich nicht, steht nahezu still. Auf der einen Seite wächst hohes Schilf, auf der anderen Seite ist ein Feuerplatz eingerichtet. Die Eichen strecken ihre stämmigen, dunklen Äste eigenwillig über das Wasser, ihre Blätter wirken fein ziseliert vor dem bleichen Himmel. Die rissige Borke an den Stämmen sieht aus wie Drachenhaut.

Haselnuss und Brennnessel behaupten sich am Wegesrand. Auch Efeu legt sich mächtig ins Zeug und hält einzelne Eichen hoch umschlungen. Da naht schon die nächste Wandergruppe, also weiter!

Der Annasee mit seinem wasserundurchlässigen Lettenboden liegt auf etwa 370 Metern Höhe, umfasst gerade mal einen Hektar und ist schnell umrundet. Zugleich bietet das geschützte Naturdenkmal aber auch viele Nischen zum Verweilen. Vor über 100 Jahren holte die Brauerei Cluss in der kalten Jahreszeit das Eis aus dem See, um damit ihr Lager zu kühlen. Mittlerweile wird der kleine See in kalten Wintern zur Eislauffläche.

Auf einer Bank am See lässt es sich ganz für sich in den Wald lauschen. Der Wind spielt sein Lied in den Bäumen. Zunächst rascheln die Eichenblätter. Dann, wie feine Schellen eines Tamburins, säuseln die Pappeln in zittrigem Takt. Ein Windstoß fährt durchs Schilf, und wenn die ganze Krone der Linde ins Wogen kommt, klingt dies wie ein Tusch. Auf dem Annasee läuft ein Kräuseln in Wellen dahin. Dann ist wieder alles still.

Hören Sie auf den Wind. Erkennen Sie seine Melodie? Wie klingt der Wald? Gibt es einen Rhythmus, mit dem der Wind in die Bäume fährt? Wer sind die einzelnen Mitglieder dieses Orchesters? Was singen die Blätter, brausen, sausen oder wispern die Kronen? Können Sie aus all dem eine Botschaft heraushören?

Die unaufgeregte Liebenswürdigkeit einer Landschaft voller Klingen, Grotten und Burgen

Hier im Dreieck Heilbronn, Schwäbisch Hall und Schwäbisch Gmünd stehen bis heute noch trutzige Burgen. Das Üppige und Überschäumende sucht man hier vergeblich – doch die Gegend wirkt gerade wegen ihrer Unaufgeregtheit schlicht und einfach liebenswert. In ausgewaschenen Klingen ist das unaufhörliche Lied verborgener Quellen zu hören. Allein schon ihre Namen verraten ganze Geschichten: Geldmachersklinge, Brunnen- und Hägelesklinge, Kesselgrotte und Gallengrotte.

Etwa auf Höhe Wüstenrots gehen die Eichenwälder in Nadelwälder über. Die Bodenbachschlucht führt tief in sie hinein. Rund um die Gemeinde Spiegelberg sind zahlreiche Wanderwege ausgeschildert. Von denen könnte der amerikanische Beatnik und Umweltaktivist Gary Snyder gesprochen haben, als er erzählte: Er habe da diese Europäer getroffen, die noch eine uralte Meditationstechnik beherrschen: Sie würden diese „Wandern" nennen…

Von Wächtern und wechselnden Stimmungen

Im Schwäbischen Wald kann man sich auf Schritt und Tritt überraschen lassen, auf welchen Baum man nach der nächsten Biegung trifft. Immer wieder fällt ein frei stehender Ahorn, eine hochgewachsene Birke mit wehendem Zweigen oder eine raumgreifende Eiche besonders auf. Wie Wächter stehen sie da, verleihen dem Ort erst richtig Geist und Seele. Solche Wächterbäume gibt es hier in vielen kleinen Ortschaften: Linden etwa, die sich schützend und repräsentierend zugleich vor einem Bauernhof aufgebaut haben. Sie kühlen im Sommer und wärmen im Winter.

Insgesamt vermittelt die Landschaft einen munteren, fröhlichen und gelassenen Eindruck. Das mag auch an den wechselnden Farben liegen, die dank der Laubbäume und des Weins die Stimmung prägen – und aus jeder Jahreszeit ein besonderes Farberlebnis machen.

Warum der Herbst Farbe in den Wald bringt

Zur Vorbereitung auf die kalte Jahreszeit bauen Laubbäume wie Eichen, Buchen, Birken und Pappeln und auch die Weinreben den grünen Blattfarbstoff Chlorophyll ab. Dieser Stoff ist im Frühjahr und Sommer ausschlaggebend für die lebenswichtige Photosynthese. Verschwindet das Chlorophyll, werden die gelben, rötlichen und braunen Töne sichtbar, die schon davor im Laub vorhanden waren. Laubbäume müssen alle Blätter fallen lassen, durch die üblicherweise Wasser verdunstet. Andernfalls würden sie regelrecht verdursten, sobald der Boden gefriert und sie kein Wasser mehr aufnehmen könnten. Nadelbäume hingegen sind durch eine Wachsschicht an den Nadeln davor gefeit, zu viel Wasser zu verlieren. Sie können deshalb das ganze Jahr über ‚grünen'.

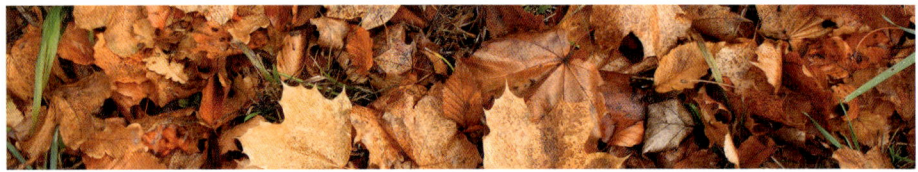

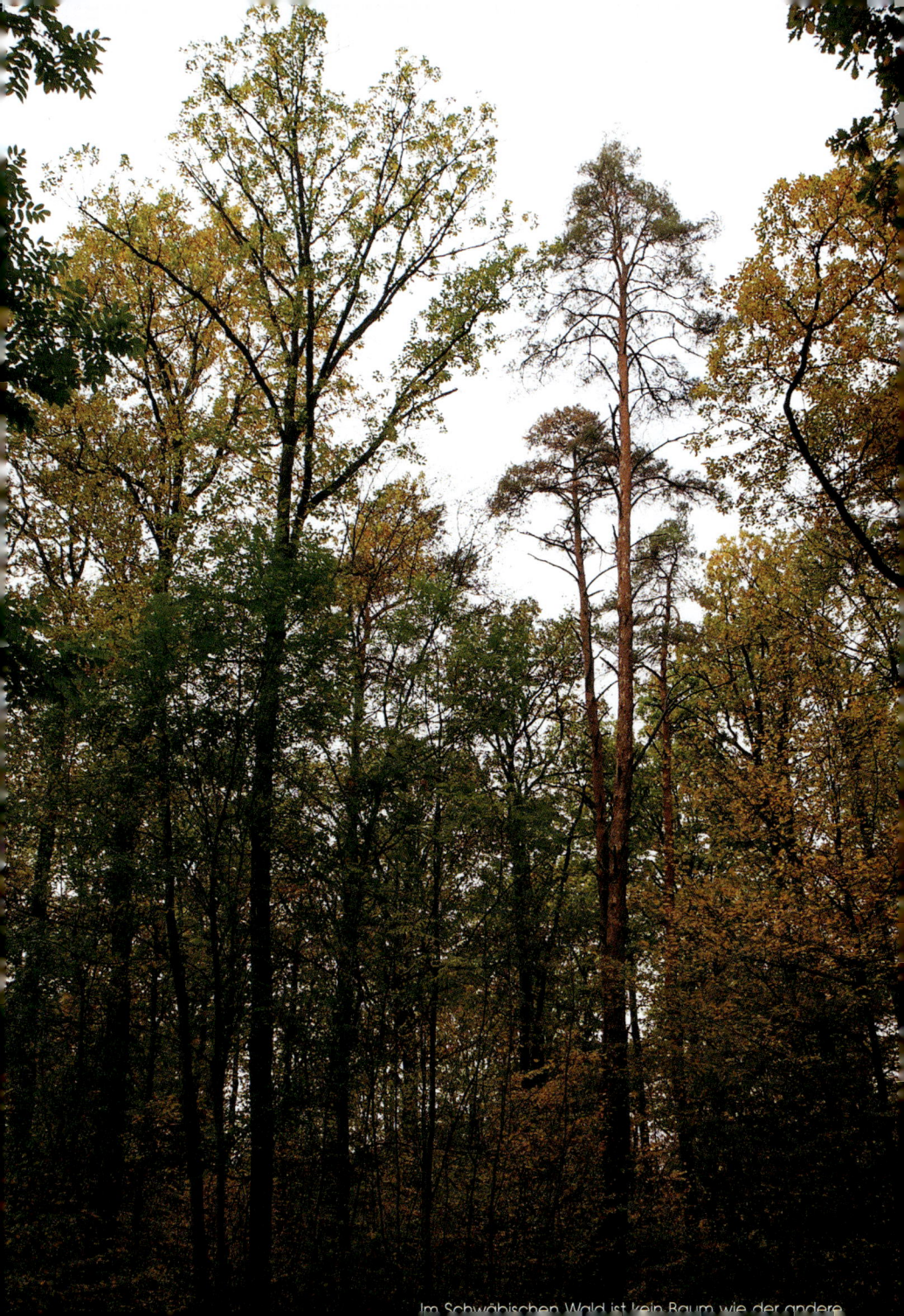
Im Schwäbischen Wald ist kein Baum wie der andere.

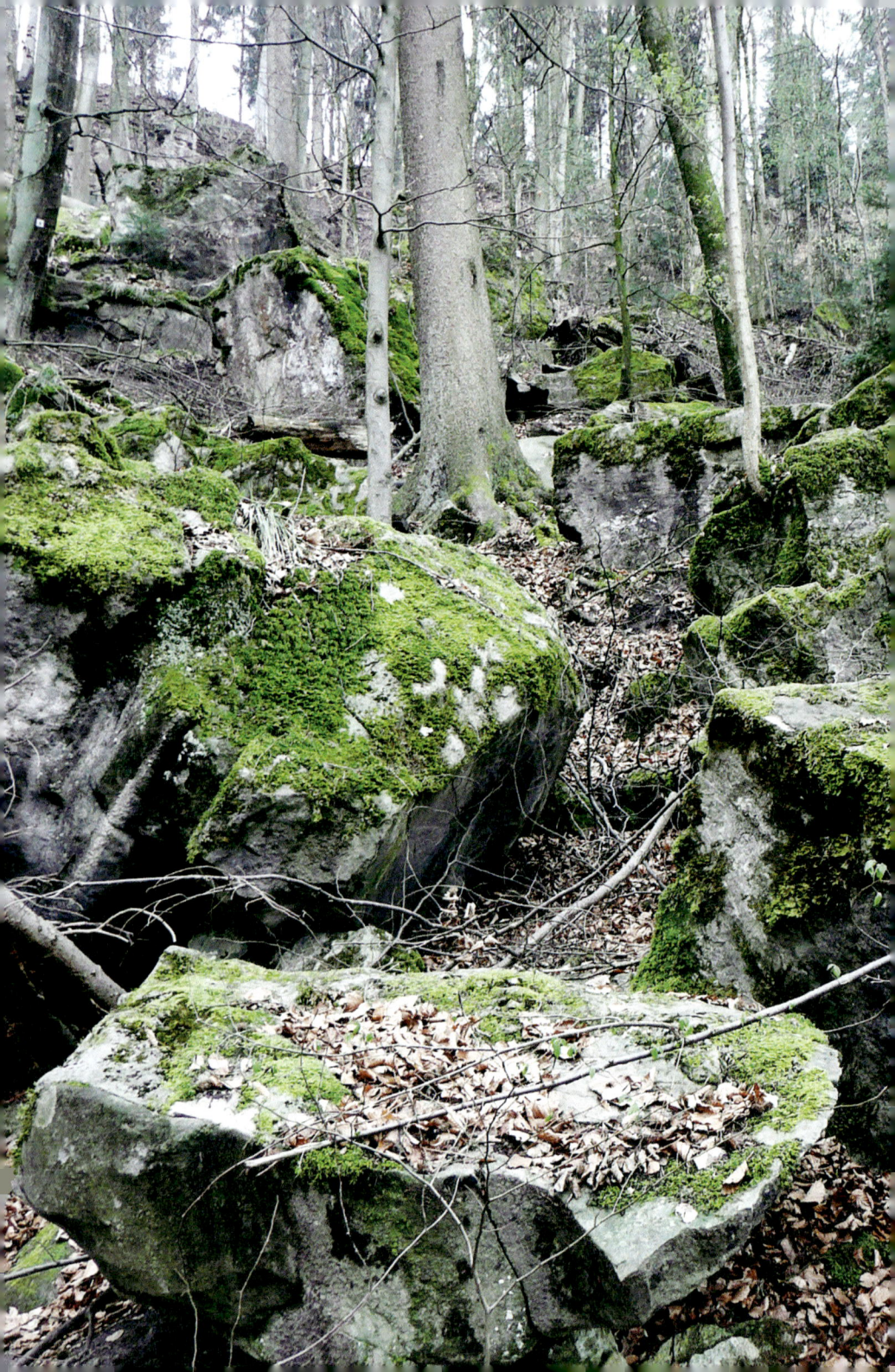

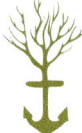

IM MURRHARDTER WALD HALTEN BUCHEN DAS FELSENMEER FEST

 Über die Riesbergstraße / L 1119, 71540 Murrhardt

 Zeugnisse aus der römischen Kastellsiedlung Vicus Murrensis sind im Murrhardter Carl-Schweizer-Museum zu sehen.

Das Felsenmeer verdankt seinen Namen dem blanken Stubensandstein, der in den Löwensteiner, Murrhardter und Mainhardter Bergen zum Vorschein tritt. Graue Fleinsgesteine versammeln sich vor den uralten Felswänden des Riesbergs in Richtung Murrhardt. Alte Buchen haben ihre Wurzeln um iglugroße Gesteinsbrocken geschlungen, die hier scheinbar unverrückbar lagern. In ihren ausgewaschenen Kuhlen lässt sich vortrefflich darüber nachdenken: Wer hält hier wen fest – die Buchen die Steine oder die Steine die Buchen?
Der ursprüngliche Buchen-Tannenwald mitten in diesem Felsenmeer bleibt ganz sich selbst überlassen. So wächst und erneuert sich der Murrhardter Wald ganz ohne menschliches Zutun immer wieder – während der 100 Jahre dauernden Totholzphase, die dem Wald im Felsenmeer gewährt wurde. Eine lange Zeit – oder auch nur ein Wimpernschlag in der etwa 240 Millionen Jahre währenden Geschichte, die dem Stubensandstein im Felsenmeer seine Form und Gestalt gegeben hat. Geschichtsträchtige Spuren haben die Römer auch hier mit dem Limes hinterlassen, der um das Jahr 150 nach Christus entstanden ist.

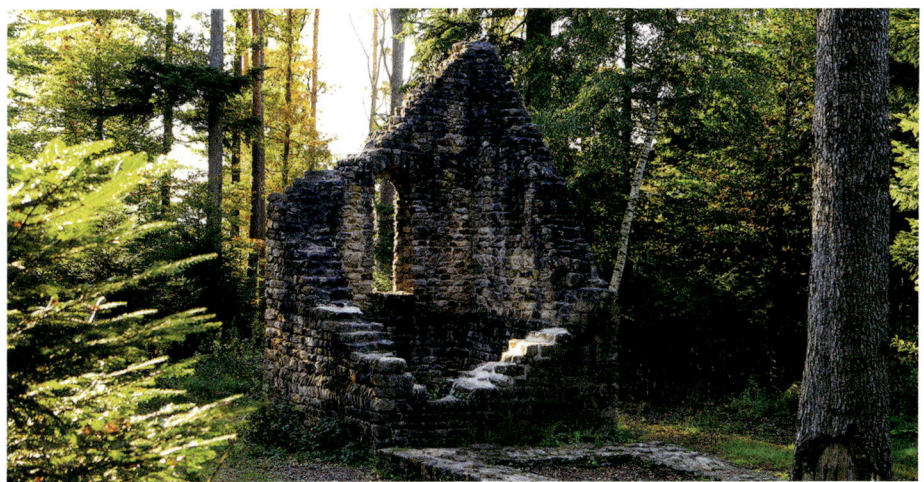

Limesturmruine Murrhardt.

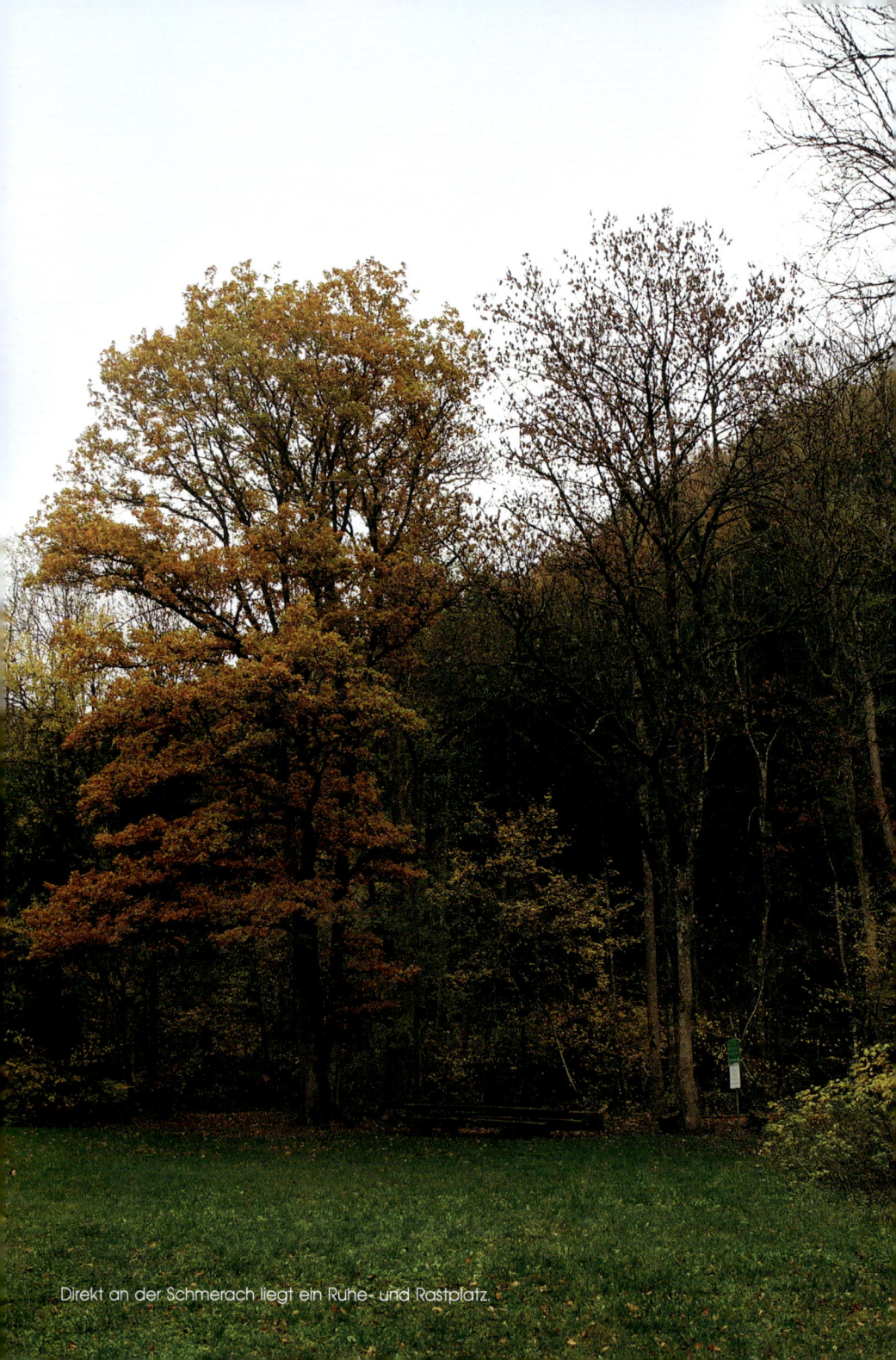

Direkt an der Schmerach liegt ein Ruhe- und Rastplatz.

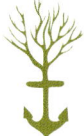

BALANCE HALTEN IN DER WILDEN SCHMERACHKLINGE

 Wanderparkplatz vor Oberscheffach, 74549 Wolpertshausen

 Nur für Trittsichere und nicht nach starken und längeren Regenfällen zu begehen.

Wer abseits der ausgeschilderten Hotspots ein Waldabenteuer in wilder Ursprünglichkeit sucht, der wird in der Schmerachklinge fündig. Hier haben dereinst wilde Räuber und Gesellen auf einer der größten Raubritterburgen des Mittelalters gehaust und Beutezüge gestartet.

Ganz gemächlich angehen lässt sich der Weg vom Wanderparkplatz vor Oberscheffach aus. Der Schwäbische Wald zeigt sich hier entlang der Schmerach in seiner typischen Vielfalt. Eichen, Buchen und Ulmen wechseln sich ab. Eschen mischen sich an den feuchteren Stellen mit Birken und Fichten zu lockerem Verbund. Auch der Unterwuchs mit Lungenkraut, Anemonen, Bärlauch und Farnen ist vielfältig. Der Feldahorn fühlt sich hier an den etwas lichteren Stellen sichtlich wohl. Im Schwäbischen Wald wird er heute noch "Massholder" genannt – wie damals, als die Ahornblätter noch milchsauer vergoren wie Sauerkraut als Winter-Mahlzeit angesetzt wurden.

Gilt als "Luftikus": Der Ahorn

An den fünf Zacken seines Blattes, die an die Finger einer Hand erinnern, ist der Ahorn leicht zu erkennen. Er gilt als ausnehmend heiterer Baum, der das Spiel mit Licht und Luft liebt. Insbesondere der Spitzahorn verschenkt im Herbst mit seinen Blättern ein sattes Gold- und tiefes Safrangelb, das weithin leuchtet. Sein Artverwandter in Amerika ist ganz ein Süßer; der Saft des amerikanischen Ahorns fließt als Sirup in Strömen über die Pfannkuchen. Und auch der hiesige Spitzahorn liefert Saft, aus dem man haltbaren Sirup herstellen kann.

Bis zur Brücke ist der Weg kinderwagenfreundlich. Wer der Schmerach noch weiter durch die ganze Klinge folgen will, der sollte wasserdichtes Schuhwerk tragen, einigermaßen trittsicher sein und sich gleich mehrere Balanceakte über den Bach hinweg zutrauen.

Spuren des Unwetters von Braunsbach

Der Blick von der Brücke schmerachaufwärts offenbart Spuren des gewaltigen Unwetters von Braunsbach im Jahr 2016. Blitzblank und strahlend weiß, wie frisch gewaschen, liegen die ballgroßen Steinkiesel jetzt auf sechs, sieben Meter ausgebreitet da. Die Flut hat alles im Schleudergang durcheinandergewirbelt. Noch heute lässt dieser Anblick die Urgewalt des Wetters erahnen, das einen kleinen Bach innerhalb kürzester Zeit zum reißenden Fluss anschwellen ließ – wie eben an jenem verhängnisvollen Maisonntag in dem 900-Seelen-Örtchen Braunsbach.

Im Grimmbachtal hatte das Unwetter mit massivem Regen einen ganzen Eschen-Auenwald umgerissen. Die Hänge lösten sich in den gewaltigen Regenmassen auf, die Bäume rutschten ohne jeden Halt stehend den Hang hinab und wurden von den Fluten mitgerissen. Seither ist dort, wo so lange Zeit die Eschen über das Tal wachten, eine Steinwüste – die ganz allmählich von der Natur neu begrünt wird.

Was die Steine über den Bach verraten

Die Schmerach unserer Tage fließt äußerst ruhig vor sich hin, steht fast schon still. Mit geübtem Blick und etwas Glück kann man hier im Keuper – was auf gut Schwäbisch nichts anderes bedeutet als ‚bröckeliges Gestein' – noch Millionen Jahre alte Fossilien entdecken. Vor 230 Millionen Jahren ist das Meer nach und nach verlandet und hat in seinen Ablagerungen Pflanzen und Tiere ‚versteinert'. Aber auch so kann man an den Steinen hier einiges ablesen. Ein roter Farbton deutet auf Eisen im Stein hin, das in einem warmen Klima an der Luft oxidiert. Eine grünliche Verfärbung verrät, dass die Steine schon seit langem in der Schmerach unter Wasser liegen und kaum jemals mit Sauerstoff in Berührung kamen.

Und dann steht man auch schon direkt am Wasser, über das kein Steg führt – sondern nur eine Furt aus Steinen. Sie erfordert einen Balance-Akt und ganze Aufmerksamkeit. Vier, fünf Schritte sind nötig, um auf die andere Seite zu gelangen. Es werden noch etliche weitere solcher Furten folgen. Und mit jeder, so darf man sicher sein, hat man diesen Wald mehr für sich.

Die Ulme und die Esche, als Frau und Mann durch die Edda-Sage verbunden

Wer Furt für Furt überquert, kann sich ganz ungestört mit einer der Ulmen hier anfreunden. Sie erkennt man an dem Blatt mit den drei angedeuteten Zacken, das sich bis weit in den Herbst am Baum hält. Wenn das Buchenblatt längst erdbraun am Boden liegt, hängt das Ulmenblatt noch immer in kräftigem Gelb am Zweig.

Die Feldulme hält sich trotz Ulmensterben wacker und ist in dieser Klinge immer wieder zu entdecken. Aus dem Bast der Rinde lassen sich Seile winden und Heilmittel herstellen. In früheren Zeiten wurden die Schleim- und Gerbstoffe ausgekocht, um damit Husten und Durchfall zu kurieren, Wunden und Hautekzeme zu behandeln.

Einst, so heißt es in der nordisch-germanischen Mythologie, spülte das Meer einen Ulmenstamm ans Ufer. Diese Ulme, mit göttlichem Atem belebt, wurde zur Frau. Der Mann, so erzählt es die Edda-Sage, entwuchs einer Esche, deren Holz hart, zäh und doch auch ganz besonders elastisch ist. Sie wächst bis heute mit ihren gefiederten Blättern vorzugsweise am Bachufer.

Nehmen Sie sich Zeit für die nächste Furt über die Schmerach. Schauen Sie genau, welche Steine sich anbieten, um trockenen Fußes den Bach zu überqueren. Achten Sie auf Ihr Bauchgefühl: Sind Sie sich selbst sicher? Welche Ängste haben Sie zu überwinden, bevor Sie den nächsten Schritt wagen? Wie ist es um Ihre innere Balance bestellt? Sind Sie bereit, Hilfe anzunehmen, wenn Ihnen jemand die Hand reicht?

Auf der anderen Seite der Furt grüßt ein selten zu findender Hirschzungen-Farn wie zur Bestätigung: Geht doch! Doch Vorsicht: Der Lettenboden wirkt wie eine pickelharte Sperrschicht, lässt Feuchtigkeit kaum versickern und kann bei Regen sehr rutschig werden.

Eine uralte Geschichte, abzulesen an der Felswand

Eine Furt weiter steht man vor einer dunkelgrauen, gut 20 Meter hohen, geriffelten Felsenwand, die die Schmerachklinge auch geologisch zu einem besonderen Erlebnis macht. Schicht auf Schicht zusammengepresst lagert hier dunkles Gestein aus Muschelkalk, liegt da wie ein hoher Stapel offener Bücher, die Wind und Wetter schon vor langer Zeit geschlossen haben. Und

Mitten im Wald ermöglicht die Schmerachklinge urgeschichtliche Einblicke.

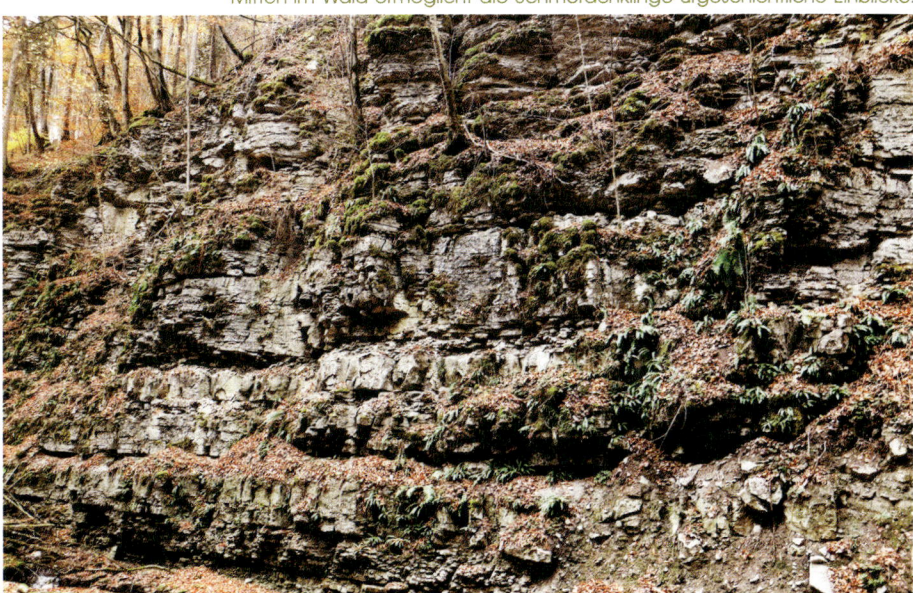

tatsächlich lässt sich hier eine Geschichte ablesen, deren zeitliche Dimension unsere Vorstellungskraft weit übersteigt – und damit unsere Phantasie anregt.
Gleich nach der Bachbiegung hat sich das Klima schlagartig verändert. Hier weht ein spürbar anderer Wind das Tal herab. In stürmischen Zeiten, so lässt sich am Bachbett erkennen, schwillt das meterbreite Bächle um das Fünffache an. Ein Ort der Transformation – von Wasser, Luft und Stein.

Ein struppiges, verwaistes Fichtenwäldchen

Und dann weiß man nicht, ob man erschreckt zurückweichen oder sich mitfühlend nähern soll: Wie ein struppiger, heimatloser Straßenköter steht da plötzlich dieses Gehölz im Weg. Ein schmales, dürres Fichtenstämmchen neben dem anderen. Sicher recht mühevoll wurde hier in der abgelegenen Klinge ein Wäldchen in der Größe eines Fußballfeldes angepflanzt. Vielleicht sollte hier eine Weihnachtsbaum-Kolonie entstehen? Nachwachsendes Brennholz für einen wärmenden Kachelofen? Doch die Schösslinge hatten an diesem Standort nie eine Chance. Hilflos recken sich die Ästchen, die längst alle Nadeln verloren haben, nach oben, hungern sichtlich nach Luft und Licht. Wie zum Hohn haben sich Hexenfahnen an die nadellosen Zweige gehängt und wehen im Wind, der die Schmerach herunterpfeift. Dieses Wäldchen am falschen Ort gibt in seiner Trostlosigkeit ein mehr als trauriges Bild ab. Und doch lässt sich auch in dieser Schmach ganz viel Lebenswillen erkennen.

Mitten hinein in ein Naturereignis, das sich über Jahrmillionen hinzieht

Mit jedem Schritt weiter in die Klinge hinein ist es, als trete man etwas weiter aus der Zeit. Als laufe man nicht nur dem Ursprung der Schmerach entgegen, sondern auch der Vergangenheit. Als bewege man

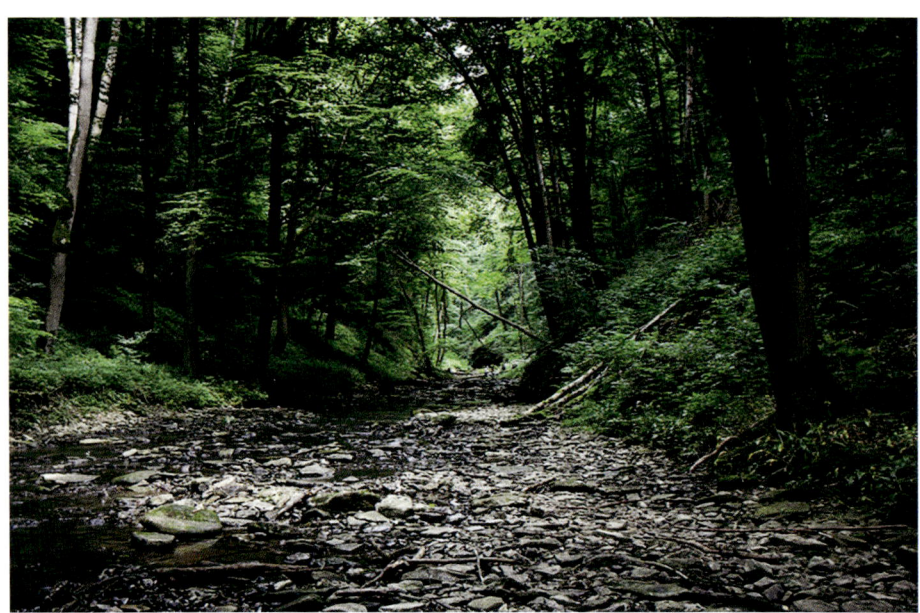

sich in einem vergessenen Land – und mitten in einem Naturereignis, das sich über Jahrmillionen hinzieht.

Hinter dem Überhang an der Felswand, den Hängepflanzen zum idealen Unterschlupf machen, dürfte sich ein wahres Fledermaus-Paradies verbergen. Auch der Uhu braucht so abgelegene Felswände im Wald, um sich wohlzufühlen. Also ganz still und leise voran – zumal hier alles wie ein Gang zum Ende der Welt anmutet.

Wie vom Erdboden verschluckt: Burg Klingenfels

Am Traufrand oben geht es zurück. Krautfelder einerseits, der bewaldete Klingenabhang andrerseits führen direkt zur ehemaligen Burg Klingenfels, die im Mittelalter als Raubritternest verschrien war. Hier ist kein Stein auf dem anderen stehen geblieben. Nur die beiden imposanten Wassergräben, viele Meter tief in den Muschelkalk gegraben, blieben über die Jahrhunderte erhalten und wurden auch immer mal wieder als Steinbruch genutzt.

Nun lässt sich bei der Rast auf dem Bergsporn, der an drei Seiten steil abfällt, trefflich über Räuber und ihre Beute sinnieren – und es lassen sich dazu passende Beobachtungen im Tierreich machen. Oder man nimmt vom Besuch der einst so stolzen Burg Klingenfels, deren Wappen Flügel schmückten, einen Gedanken des Biologen und Philosophen Andreas Weber mit: „Die Stabilität eines Lebensraums wird nicht dadurch gewährleistet, dass Arten und Individuen versuchen, einander zu überflügeln. Die Logik des Lebendigen besteht vielmehr darin, dass jede Art von einer anderen abhängig ist, dass jedes Nehmen durch ein Geben aufgewogen wird." Und vielleicht ist das ja genau die Art von Balance, die auch beim Überwinden der nächsten Furt im Alltag hilft?

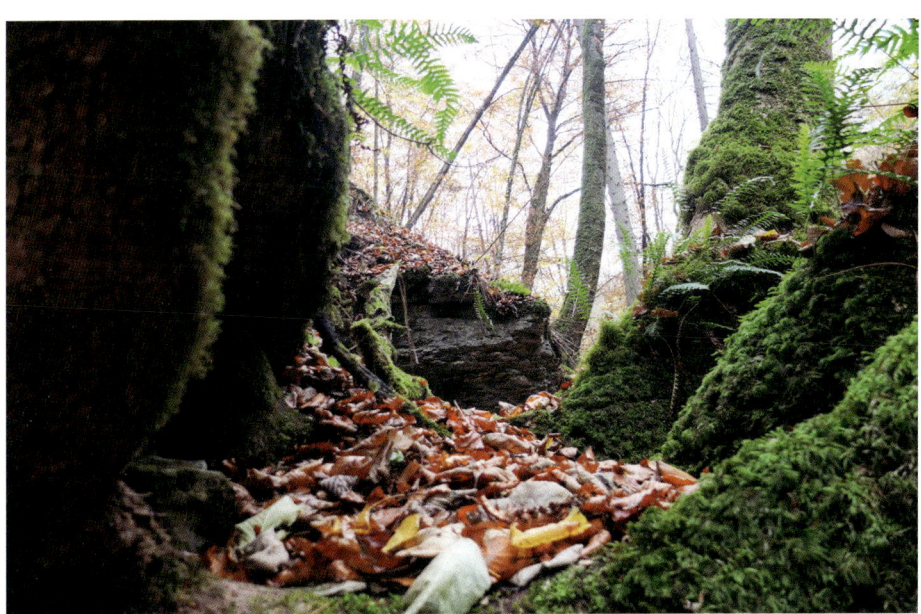

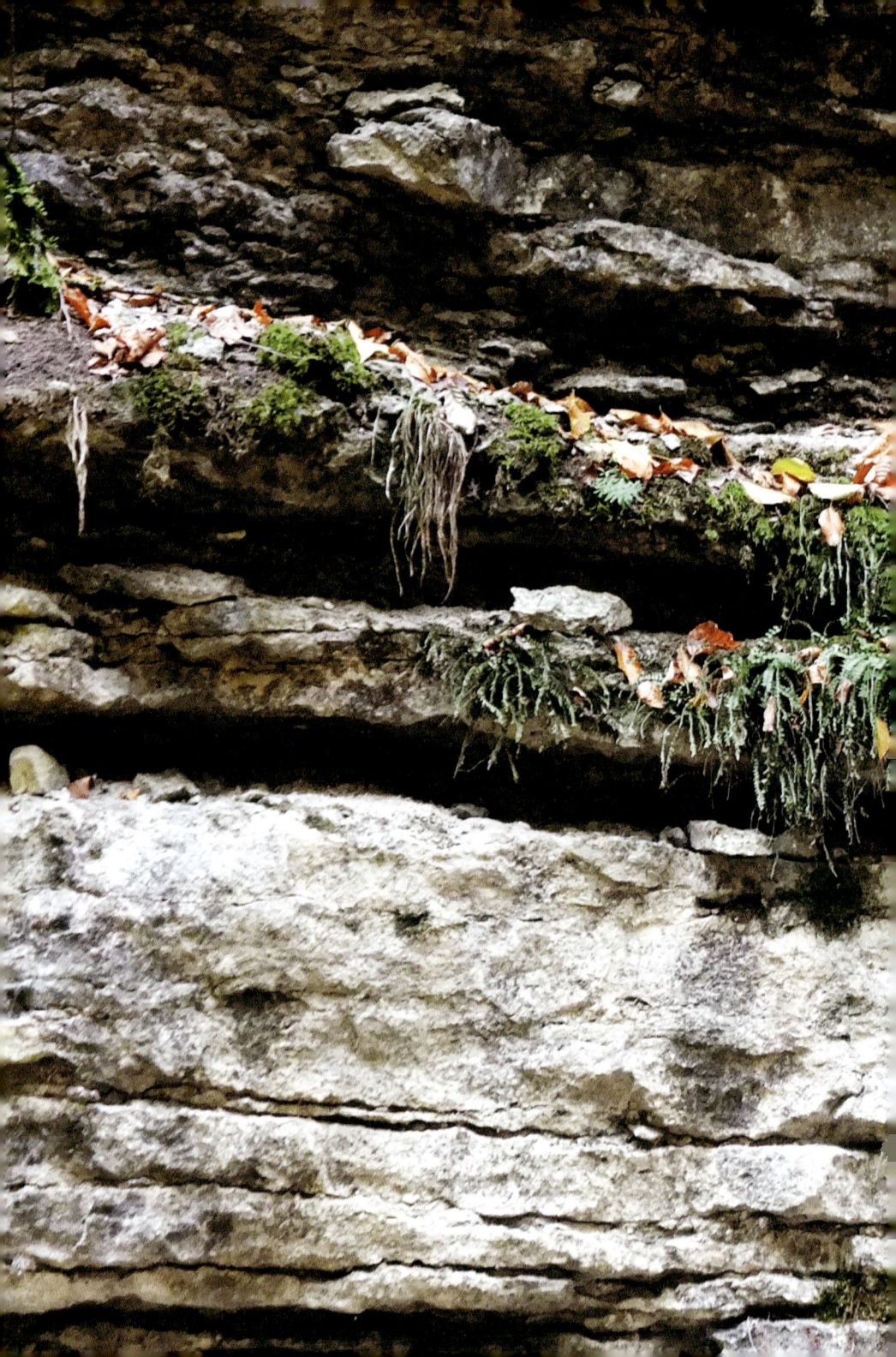

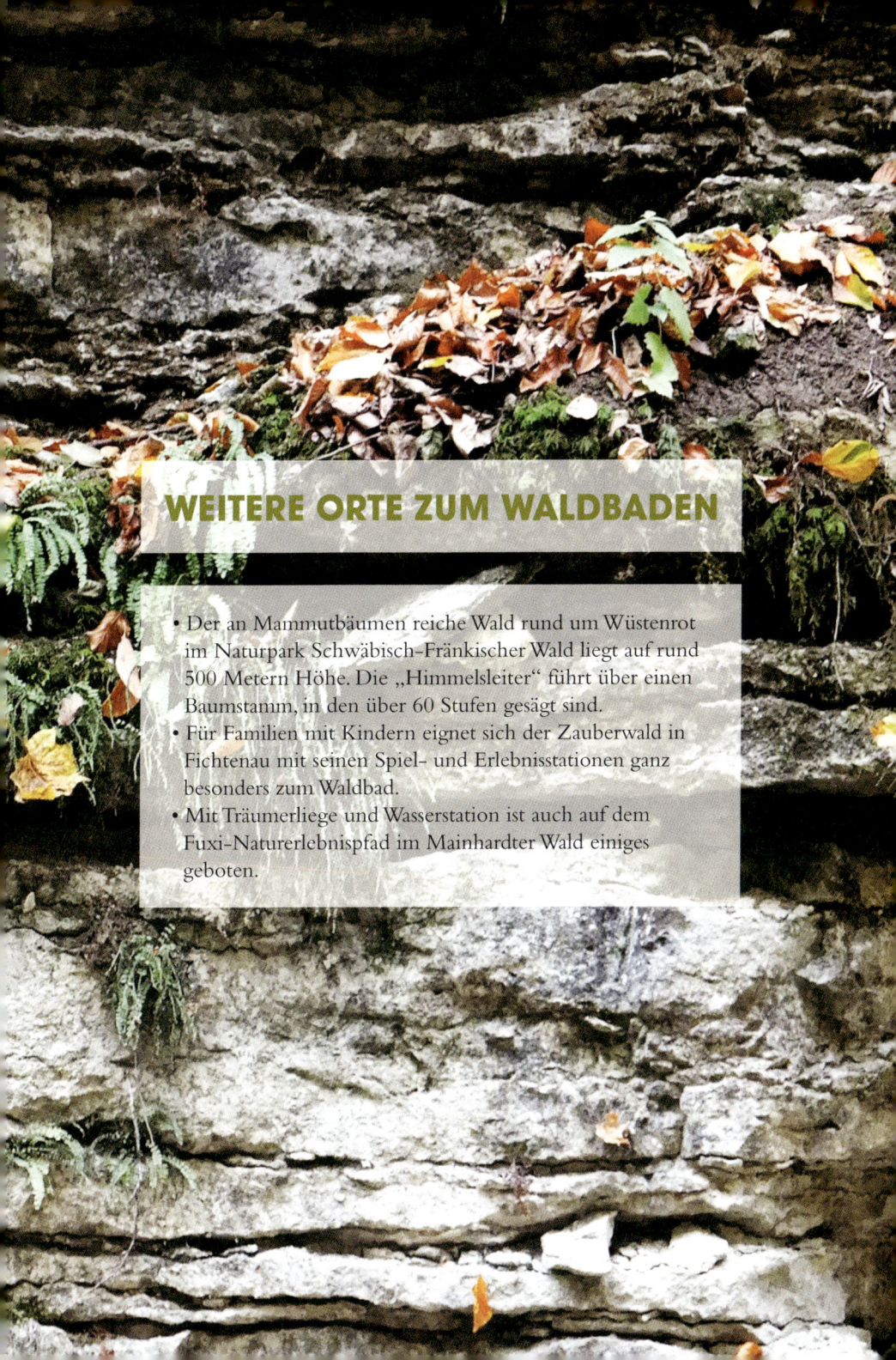

WEITERE ORTE ZUM WALDBADEN

- Der an Mammutbäumen reiche Wald rund um Wüstenrot im Naturpark Schwäbisch-Fränkischer Wald liegt auf rund 500 Metern Höhe. Die „Himmelsleiter" führt über einen Baumstamm, in den über 60 Stufen gesägt sind.
- Für Familien mit Kindern eignet sich der Zauberwald in Fichtenau mit seinen Spiel- und Erlebnisstationen ganz besonders zum Waldbad.
- Mit Träumerliege und Wasserstation ist auch auf dem Fuxi-Naturerlebnispfad im Mainhardter Wald einiges geboten.

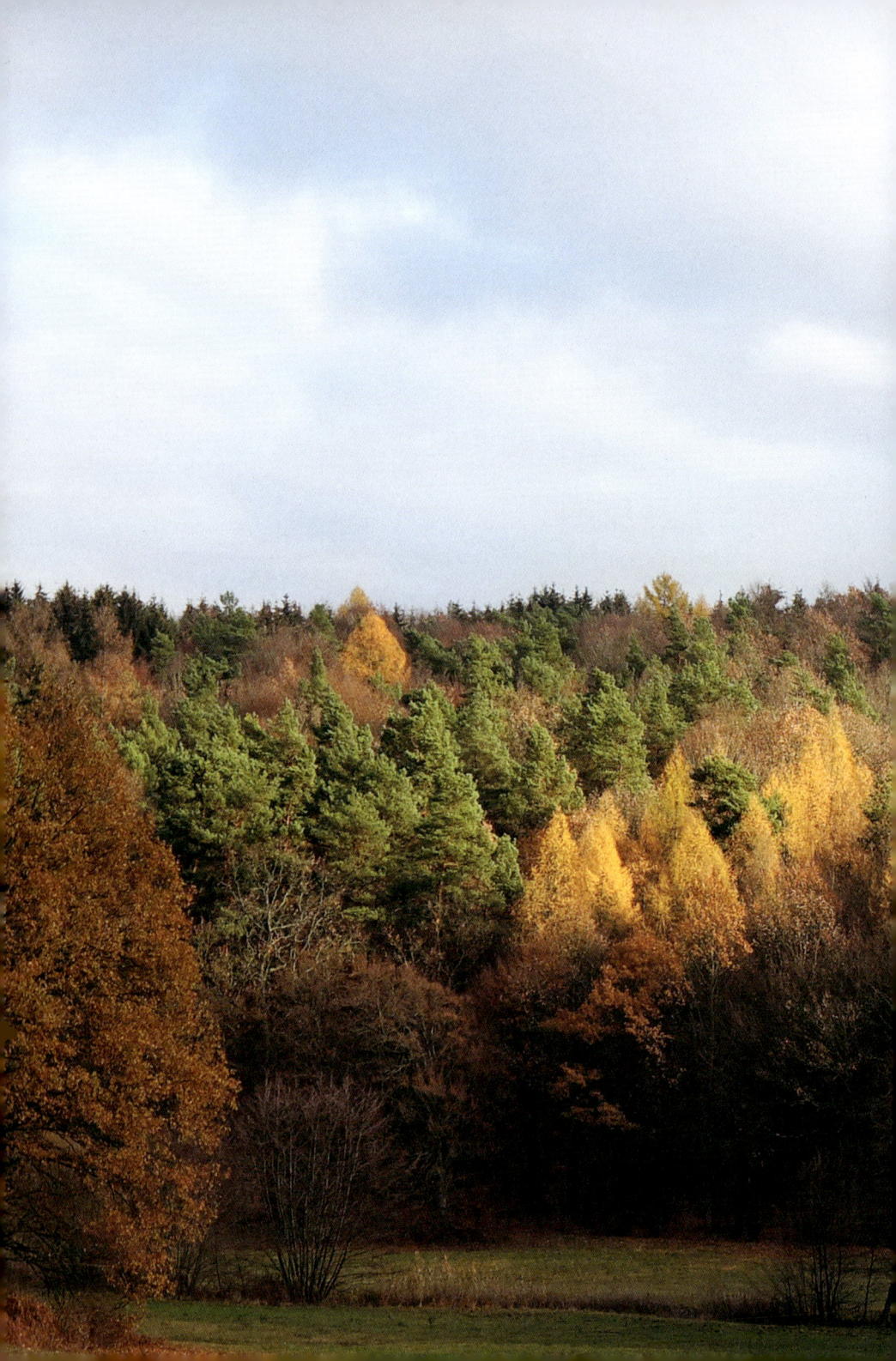

KRAICHGAU UND ODENWALD

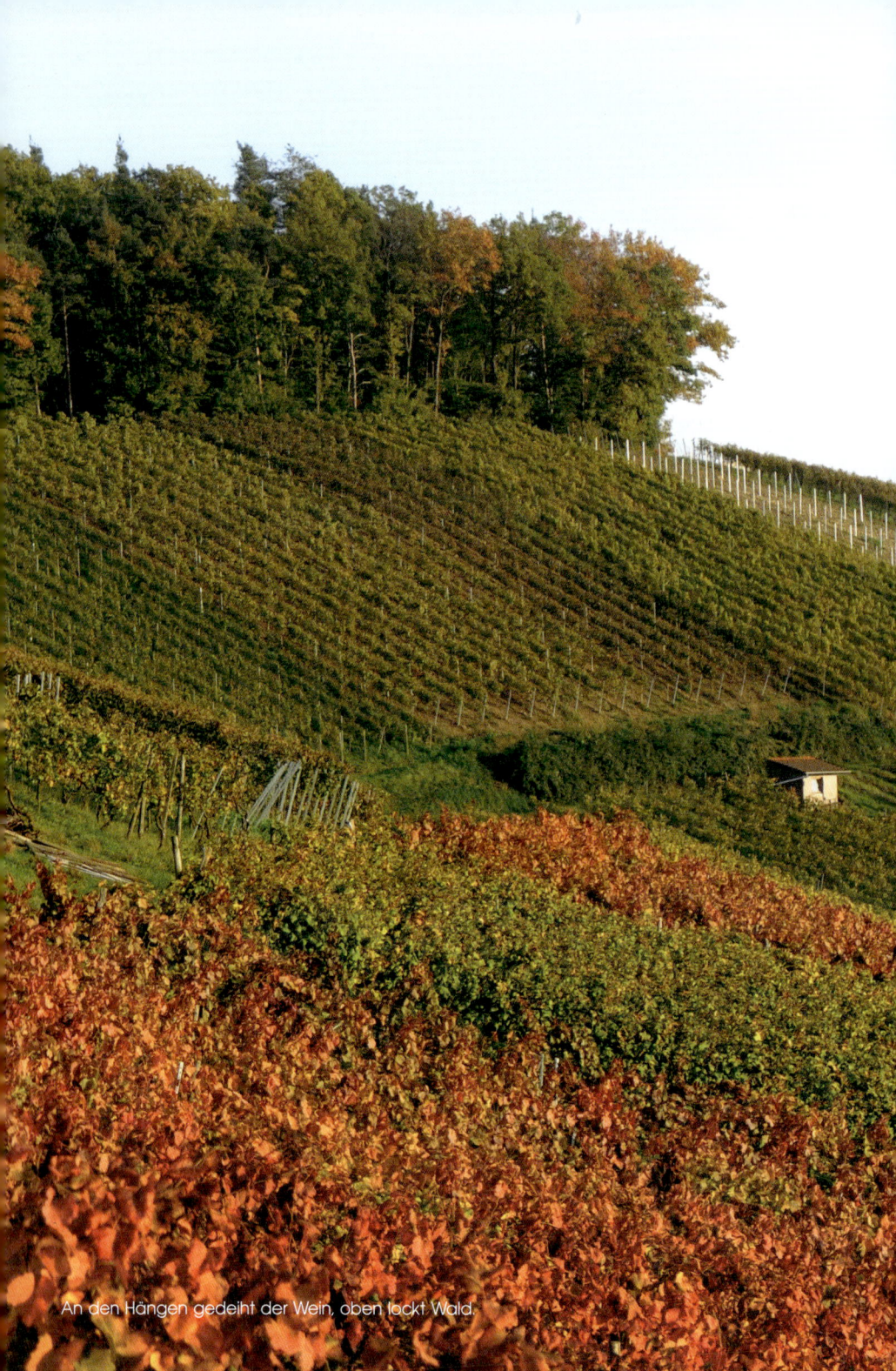
An den Hängen gedeiht der Wein, oben lockt Wald.

DER KRAICHGAU, DAS LAND DER TAUSEND HÜGEL UND BERGWÄLDER

Das milde Klima, sonnenreiche Hänge und fruchtbare Böden machen den Kraichgau zur „badischen Toskana" zwischen Rhein und Neckar. Die Hügellandschaft in einer Mulde zwischen Schwarzwald und Odenwald wird seit Jahrhunderten intensiv landwirtschaftlich genutzt. Selbst Tabak wurde im sogenannten "Land der tausend Hügel" bis vor wenigen Jahrzehnten angepflanzt. Hecken und Feldgehölze prägen das Landschaftsbild, Wiesen voller Obstbäume und Hohlwege, die wie Durchbrüche tief in den hellen, dick aufgetragenen Lössboden hineinlaufen, charakterisieren den offenen Kulturraum. Die Höhenzüge des Strombergs und Heuchelbergs sind mit Buchen- und Eichen-Hainbuchen-Wäldern bedeckt und gehören zum Keuperbergland, das hervorragend Wärme speichert. Sie begünstigt den Weinanbau an den Südhängen der Berge.

Belebende Wege auf weichem Wald- und Wiesenboden

Die Hohlwege im Kraichgau sind geologisch leicht zu erklären: Das angewehte mineralische Sediment, das den fruchtbaren Lössboden ausmacht, bietet keinen stabilen Untergrund. Im Lauf der Zeit hat der weiche Wald- und Wiesenboden immer weiter nachgegeben, wo Karren auf einer Spur gezogen wurden und sich Stiefel, Hufe und Räder eingegraben haben. Regen und Tauwasser trugen Jahr für Jahr den feinen Löss mit sich fort, so dass die Hohlwege immer tiefer eingesunken sind.

Deshalb scheint es ganz so, als blieben die Wege im Kraichgau selbst in Bewegung. Einer der bekanntesten Hohlwege ist die Oberöwisheimer Galgenhohle. Hier war der Name Programm: Wer im Mittelalter von Henkersknechten durch diesen hohlen Pfad geführt wurde, endete am Galgen. Heute lässt sich bei einem sommerlichen Spaziergang vom Pfannwaldsee aus ganz entspannt in schaurigen Geschichten schwelgen. Betritt man hingegen die teilweise bis zu zwölf Meter tiefe und an die 600 Meter lange Oberöwisheimer Galgenhohle bei düsterem Herbstwetter, so überkommt einen unweigerlich ein beklemmendes Gefühl.

Wer dagegen den freien, weiten, unverstellten Blick im Kraichgau sucht, der ist auf dem geschichtsträchtigen Michaelsberg bei Untergrombach richtig. Von dort sieht man weit übers Land hinaus – und erkennt an den Dampfschwaden das Kernkraftwerk Philippsburg. Nur wenige Kilometer entfernt kann man sozusagen in die Ungeheuerklamm eintauchen und nichts als Bäume sehen.

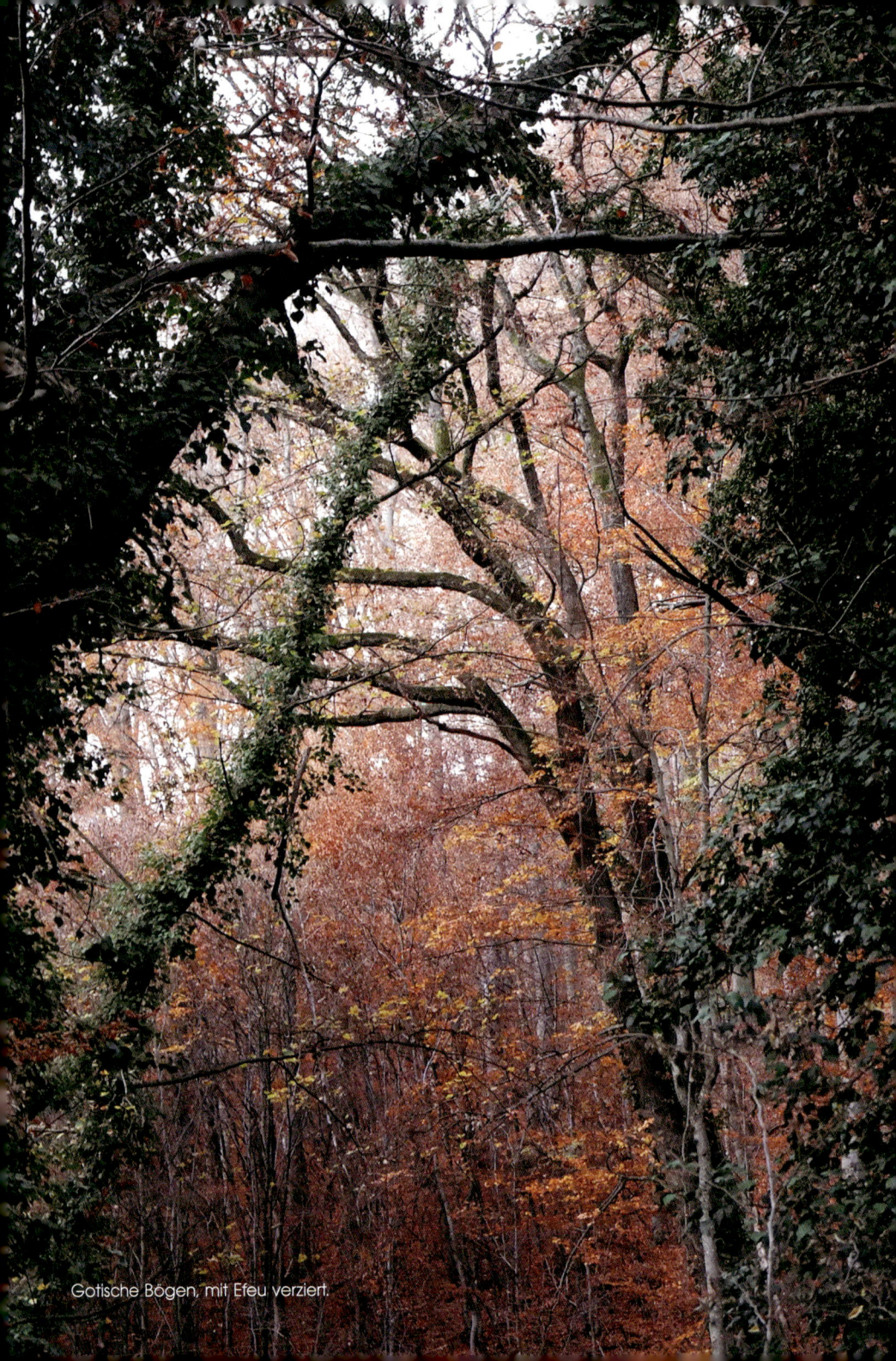

Gotische Bögen, mit Efeu verziert.

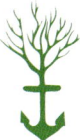

IN DER UNGEHEUERKLAMM ZWISCHEN HOHEN BUCHEN

 Parkplatz an der B3 hinter Untergrombach, 76646 Bruchsal

 Rotbraune, dreikantige Bucheckern gibt es hier zuhauf.

Im Naturschutzgebiet Ungeheuerklamm zwischen Weingarten und Untergrombach am westlichen Rand des Kraichgaus ist alles angerichtet für ein Buchen-Waldbad. Die etwa vier Kilometer lange Runde bleibt überschaubar und ist mehr als ausreichend, um zweieinhalb Stunden lang zu verweilen und sich so richtig von der schieren Größe der Buchen beeindrucken zu lassen. Auf einem Forstweg lässt sich die etwa 15 Meter tiefe und 1500 Meter lange Klamm zwischen Bergwald und Hinterkatzenberg ganz gemächlich und in aller Waldesruhe umrunden – wobei das Abenteuer einer echten Schluchtenquerung immer nur einen Fußbreit entfernt liegt. Der Name selbst klingt zwar furchteinflößend, doch mit einem Ungeheuer ist in dieser Klamm nicht zu rechnen. Tatsächlich ist die Bedeutung im Sinne von „groß" und „tief" zu verstehen – und die Legende mit dem Drachen bleibt auf dem benachbarten Michaelsberg. Statt Angst und Furcht flößt diese Schlucht eher gehörigen Respekt vor den Buchen ein, die hier „ungeheure" Ausmaße annehmen.

Ein Blätterdach, das alles überwölbt

Die „Mutter des Waldes", wie die Buche immer wieder genannt wird, scheint mit bloßer Höhe und Größe die Tiefe der Klamm ausgleichen zu wollen. Je tiefer sich das Wasser auf dem Weg zum Rhein hier in den Muschelkalk gegraben hat, desto höher recken die Buchen ihre Kronen, um Licht und Sonne einzufangen. Rein optisch entsteht so der Eindruck, das Blätterdach der Buchen wolle die Klamm ganz bedecken oder gar verstecken.

Auf Augenhöhe mit dem Buchen-Kraftwerk

Staunend kann man da nur immer wieder nach oben blicken und sich ansehen, wie sich die Bäume kerzengerade recken und immer höher strecken. Bald schon verläuft der Weg entlang der Klamm auf einer Höhe mit dem unteren Ansatz der Buchenzweige. So läuft man stellenweise auf Augenhöhe mit den Buchenkronen und kann diese Sonnenenergie-Kraftwerke ganz aus der Nähe betrachten.
Die Blätter nehmen alles Sonnenlicht auf, schirmen den Waldboden förmlich ab und schützen so die Biotope in dem permanent feuchten Waldboden, der nussig-würzig riecht. Dicke Efeuarme mit dunklem Blattgrün umschlingen einzelne Stämme, als wollten sie diese aufplustern mit grünem Gefieder. Tatsächlich schützt der Efeu die Bäume vor Sonne und Kälte, und Sommergoldhähnchen, Zilpzalp, Zaunkönig wie viel andere Vögel nisten mit Vorliebe im Schutz seiner Blätter.

Efeu trägt im Winter seine Früchte

So allzeit grün wie der Efeu sich an die Stämme schmiegt, ist er das Symbol ewiger Verbundenheit. In jungen Jahren klettert der Efeu emsig die Stämme hoch und hüllt sie im wilden Tanz seiner Ranken mit hellgrünen Blattherzen ein. Erst wenn er nach Jahren in einer gewissen Höhe sein Ziel erreicht hat, blüht er im Spätherbst so richtig auf. Bienen, Wespen und andere Insekten umschwärmen diese Efeu-Blüte ab Mitte Oktober, obgleich sie für menschliche Nasen eher faulig riecht. Amseln, Drosseln, Stare und Spechte warten die dunkelschimmernden Früchte ab, die ihnen als winterliche Gabe durch die kalte Jahreszeit helfen.

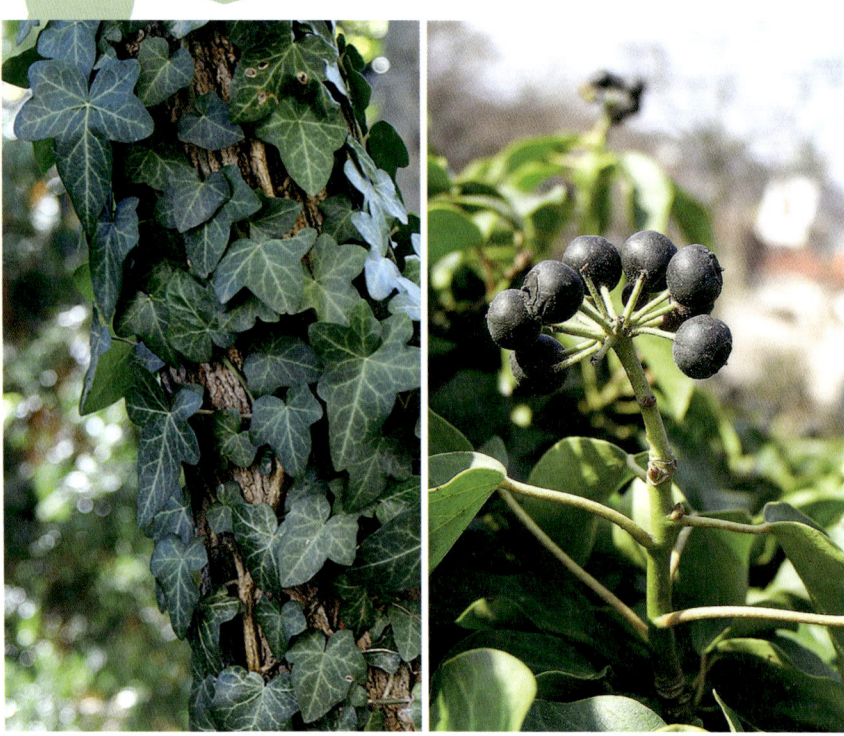

Die grauen Buchen-Stämme ringsum sehen wie wuchtige Elefantenbeine aus und wirken so vital, als könnten sie sich jederzeit in Bewegung setzen. Immer wieder gleitet der Blick nach oben – womit sich unwillkürlich jedes Mal die Stimmung noch ein bisschen weiter hebt. Dabei ist es aufschlussreich, immer wieder auf die Rinde und Blätter zu achten. Denn tatsächlich haben sich zwischen den Buchen einzelne Ahornbäume und etliche Hainbuchen eingereiht.

Die Hainbuche, ein besonders zähes, hartes Birkengewächs

Hainbuchen sind an den grau-hellgrau genetzten Stämmen zu erkennen, die an knotige, geäderte, kraftvolle Unterarme erinnern. Die Hainbuche wächst schnell und kann bis zu 150 Jahre alt werden. Ihren Namen erhielt sie zu jener Zeit, in der sie zur Abgrenzung um Felder und Weiden gepflanzt wurde. Ihr Holz ist so hart, zäh und schwer, dass es „Eisenholz" genannt wird – und ein ganz besonders zäher Mensch als „Hagenbüchener" beschrieben wird.

Setzen Sie Ihren Rucksack, falls vorhanden, ab und recken und strecken Sie sich. Stehen Sie auf die Zehenspitzen und greifen mit den Fingern so weit wie möglich nach oben. Wippen Sie zurück und lassen Sie die Arme fallen und ausschwingen. Richten Sie sich wieder ganz auf und ahmen Sie die Buche nach: Werden Sie sich Ihrer eigenen Größe bewusst und fangen mit dem Gesicht und den Armen einzelne Sonnenstrahlen ein.

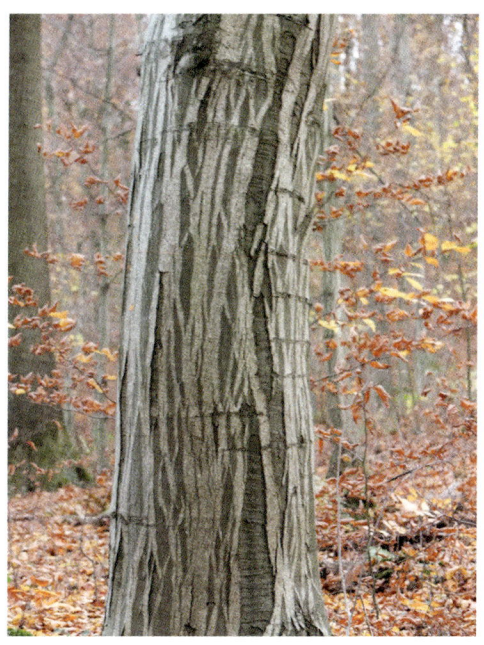

DER ODENWALD MIT DER SCHÖNEN FREMDEN LÄRCHE

Der Odenwald liegt zwischen Darmstadt und Heidelberg, Aschaffenburg und Heilbronn ganz im Norden von Baden-Württemberg. Landesgrenzen fechten ihn nicht an, nur aus Menschensicht gehört er im weiteren Verlauf ins Hessische. Vom flachen Rheinland her erhebt er sich auf steilen Bergflanken. Nördlich des Neckars zeigt er sich hauptsächlich im Buchenkleid. Der Übergang zum hügeligen Kraichgau im Süden ist fließend. Im Norden stößt er an das Rhein-Main-Gebiet, im Westen an das Weinbaugebiet entlang der Bergstraße und im Osten ans Maintal zum Spessart hin.

Indian-Summer-Feeling

Der Odenwald gründet auf Granit, Gneis und Buntsandstein. Frei liegende Sandsteinblöcke schätzten bereits die Römer als Baumaterial und transportierten sie auf der Bergstraße bis nach Trier. Rund um den Odenwald, im Bauland, Madonnenländchen, Kraichgau und Neckartal, gab es schon in der Steinzeit und während der Kupfer- und Bronzezeit Siedlungen. Der höchste Berg in dieser Region ist ein erloschener Vulkan, der Katzenbuckel. Er liegt 626 Meter überm Meeresspiegel im baden-württembergischen Neckar-Odenwald-Kreis bei Waldkatzenbach.
Buchen und Hainbuchen dominieren die Wälder, in denen Eichen, Rot-Eichen und Ahorn für eine Durchmischung sorgen.

Auch Walnuss und Kirsche tragen reichlich Früchte im lichten Odenwald. Einzelne Douglasien ragen mit ihren Wipfeln etwas höher hinaus, als wollten sie sich in Zeiten des Klimawandels schon jetzt als Nachfolger der Fichten in Stellung bringen.
Auffallend viele Lärchen stehen an den Oberhängen und Bergrücken zusammen und grüßen mit ihren lichten, etwas zerzausten und golden leuchtenden Fahnen im Herbst weithin. Gemeinsam mit dem kräftigen Gelb des Ahorns und dem knalligen Rot der Amerikanischen Roteiche sorgen sie im Herbst für leuchtendes Indian-Summer-Feeling.

Holla, die Waldfee: Vielerorts im Odenwald ist es, als stünden die Lärchen mit ihren gut 45, 50 Metern Höhe allein schon wegen einer gewissen Heiterkeit im Wald, die von ihnen auszugehen scheint. Mit ihren leichten Zweigen, die wie luftige Schleier im Wind schwingen, ist die Europäische Lärche eine echte Lichtbaumart, ein Pionierbaum und der einzige heimische Nadelbaum, der im Herbst seine Nadeln verliert. Dafür kann sie im Laufe eines Jahres bis zu einem Meter lange Triebe entwickeln. Goldgelb verfärbt, bringen die Lärchen Glanzeffekte in die Wälder, wenn die Laubbäume ringsum schon alle Blätter abgeworfen haben. Im Frühling wachsen die Nadeln in zarten, hellgrünen Büscheln frisch nach.

Licht und heiter: Die Lärche hellt den Odenwald auf

In den Sagen der Alpen, von wo die Lärche als „schöne Fremde" zu Beginn des 19. Jahrhunderts in den Odenwald geholt wurde, taucht sie immer wieder als Versammlungsort guter Geister und weiser Frauen auf. Manch einer soll unter ihr schon guten Rat gefunden haben. Dies ist der Grund, weshalb sie immer wieder in Hausnähe gepflanzt wird. Das Holz der Lärche hat eine rote Färbung, ist sehr haltbar und obendrein zäher und härter als Fichte, Kiefer und Tanne. Das gelbliche bis bräunliche Harz der Lärche wird als „Venezianisches Terpentin" gehandelt. Es riecht feiner als die Harze anderer Nadelbäume und schmeckt würzig und leicht bitter. Lärchenharzsalbe wird bei Rheuma und Hexenschuss eingesetzt und erleichtert das Abhusten bei Bronchitis.

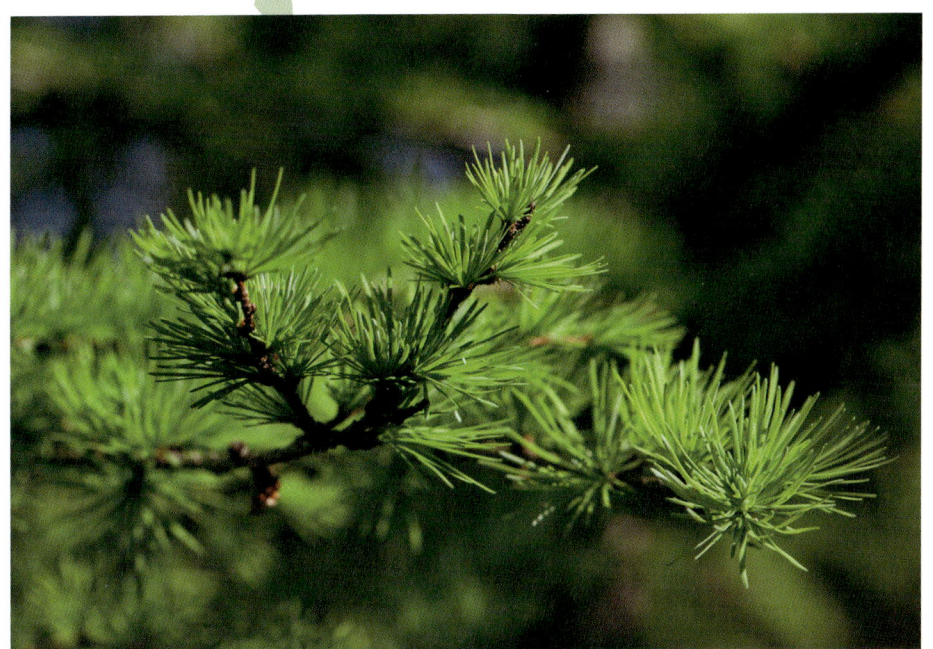

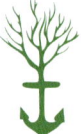

VON BAUMGRÜPPCHEN ZU BAUMGRÜPPCHEN DURCHS HOLLERBACHTAL

 Parkplatz Waldschwimmbad am Ortsausgang, 74722 Buchen

 Die Landschaft ist Bestandteil des UNESCO Geoparks Bergstraße-Odenwald.

Direkt auf den Galgenberg führen kleine Pfade durch den Wald, auf dessen Boden sich die Lärchennadeln mit Buchen-, Eichen- und Ahornblättern mischen. Hier lässt sich durch den lichten Wald stromern, ohne dass man Gefahr läuft, die Orientierung zu verlieren. Folgt man dem Quaken der Enten, so trifft man weiter vorne im Tal auf den Hollersee. Raschelndes Schilf säumt den Anglerteich. Der kleine Hollerbach sorgt für einen ständigen Wasserfluss. Feuchtigkeit sammelt sich an den Weiden zu zahllosen kleinen Tropfen, die im Sonnenlicht glitzern und ein Grüntonspiel in die Landschaft zaubern, das sich im Moos an den Steinen und Baumstämmen wiederholt. Pfaffenhütchen fallen da in krassem Rot und Pink noch mehr ins Auge.

Die guten Geister aus dem Hollerbusch

In der germanischen Mythologie geht Holunder auf „Holda" zurück, die gütige Frau Holle, hinter der sich die milde Göttin Freya verbirgt. Holunder wächst überall dort, wo es ausreichend Stickstoff im Boden gibt. Dabei sucht er oft die Nähe des Menschen: Früher fehlte er im Odenwald auf keinem Gehöft. Gleich beim Stall und Misthaufen war immer auch ein Holunderbusch zu finden. Altem Volksglauben nach wohnen im „Hollerbusch" die guten Hausgeister. Dem Saft des Holunders wird eine schleimlösende und schweißtreibende Wirkung bei Erkältungen zugeschrieben. Die tiefdunklen Früchte sind reich an Vitamin C und Kalium.

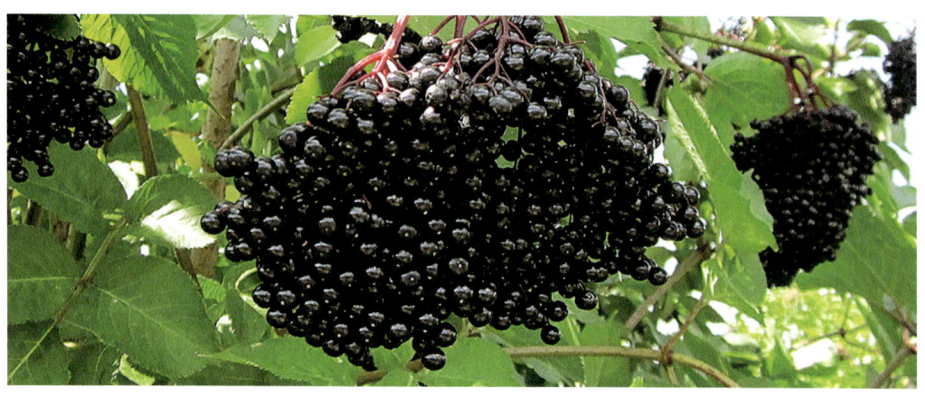

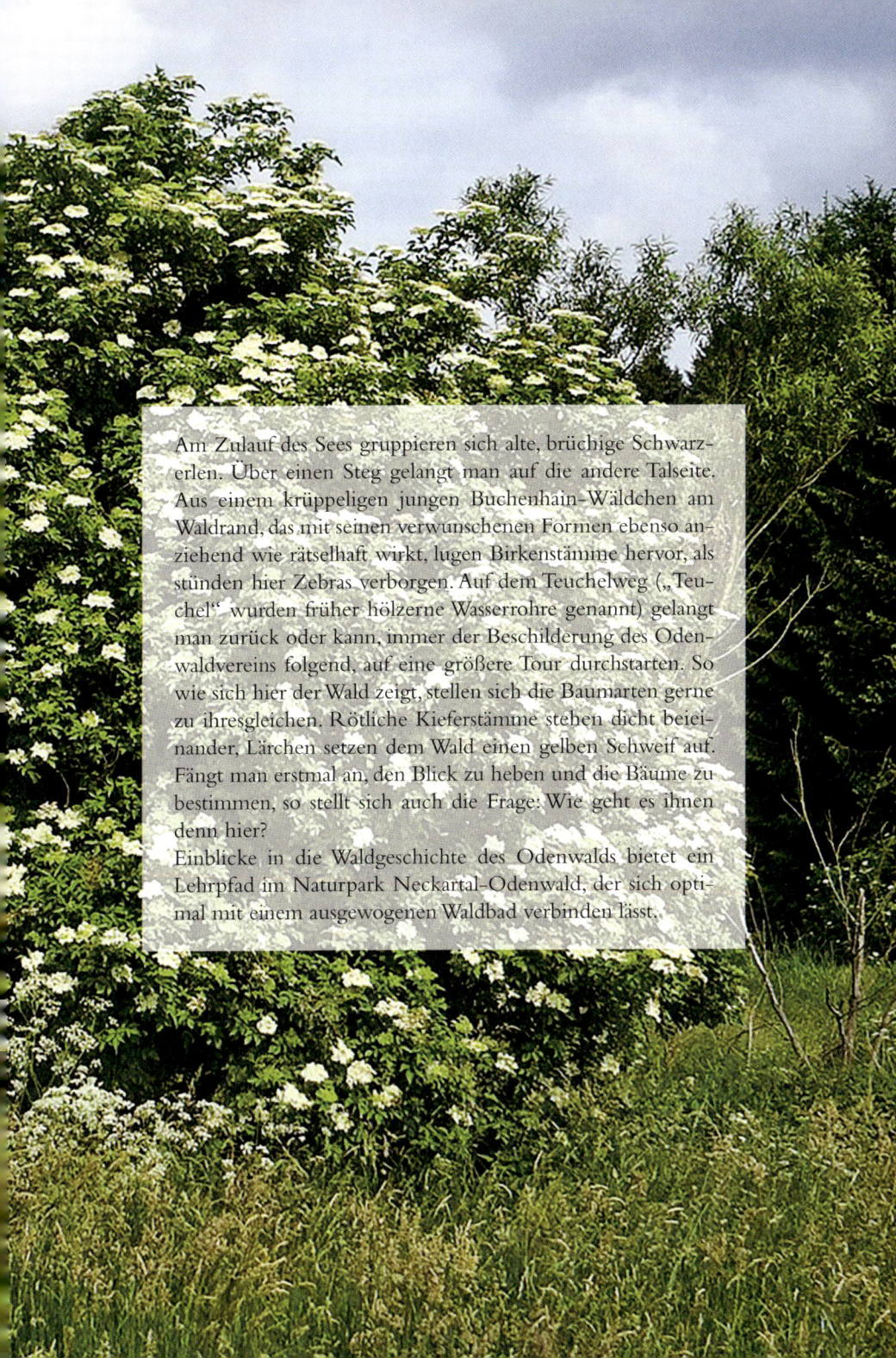

Am Zulauf des Sees gruppieren sich alte, brüchige Schwarzerlen. Über einen Steg gelangt man auf die andere Talseite. Aus einem krüppeligen jungen Buchenhain-Wäldchen am Waldrand, das mit seinen verwunschenen Formen ebenso anziehend wie rätselhaft wirkt, lugen Birkenstämme hervor, als stünden hier Zebras verborgen. Auf dem Teuchelweg („Teuchel" wurden früher hölzerne Wasserrohre genannt) gelangt man zurück oder kann, immer der Beschilderung des Odenwaldvereins folgend, auf eine größere Tour durchstarten. So wie sich hier der Wald zeigt, stellen sich die Baumarten gerne zu ihresgleichen. Rötliche Kieferstämme stehen dicht beieinander, Lärchen setzen dem Wald einen gelben Schweif auf. Fängt man erstmal an, den Blick zu heben und die Bäume zu bestimmen, so stellt sich auch die Frage: Wie geht es ihnen denn hier?

Einblicke in die Waldgeschichte des Odenwalds bietet ein Lehrpfad im Naturpark Neckartal-Odenwald, der sich optimal mit einem ausgewogenen Waldbad verbinden lässt.

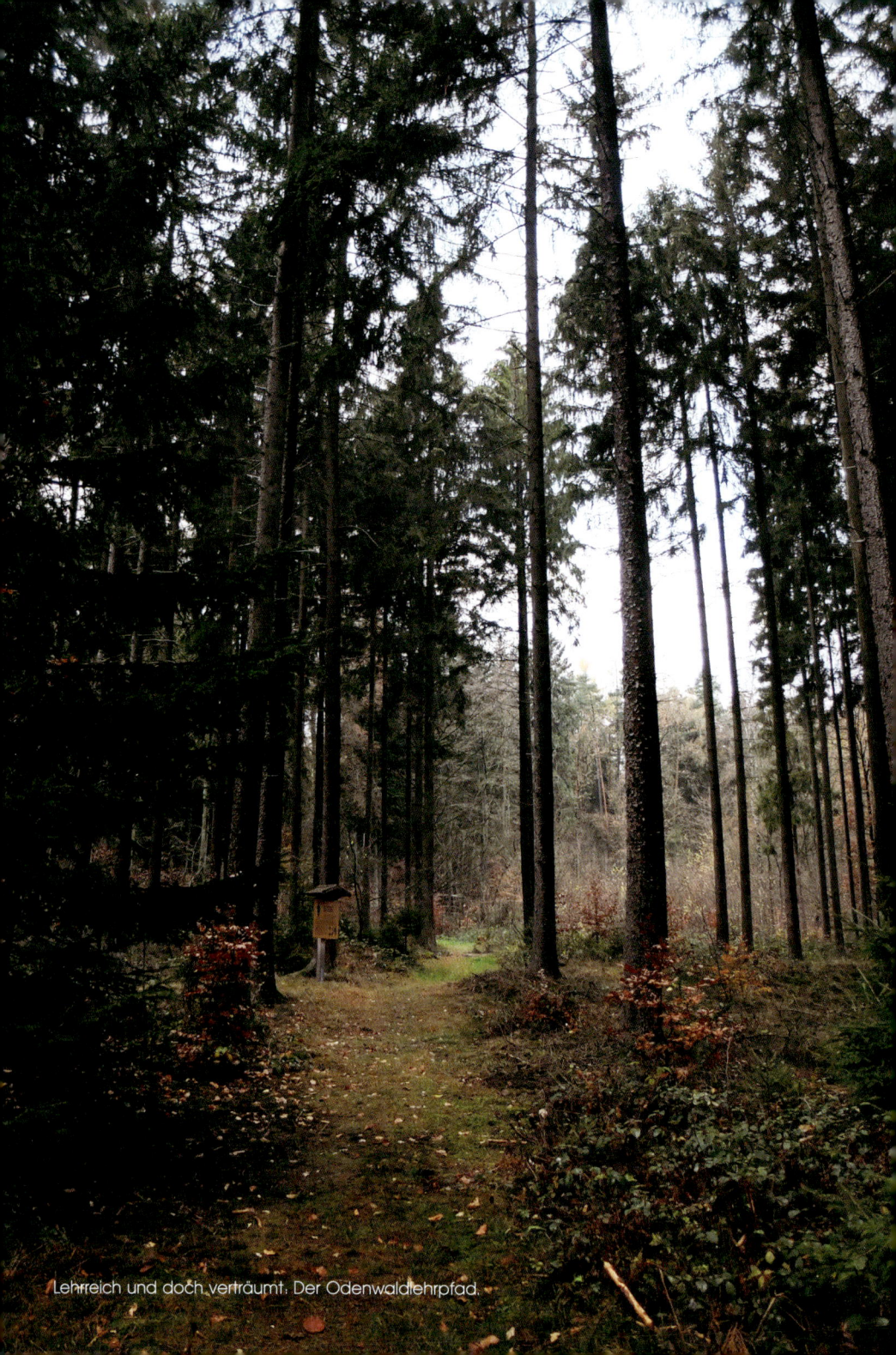

Lehrreich und doch verträumt: Der Odenwaldlehrpfad.

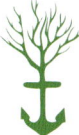

AUF DEM ODENWALDLEHRPFAD

 Parkplatz Freilandmuseum Gottersdorf, 74731 Walldürn

 Das Freilandmuseum Gottersdorf liegt an einem alten Dorfteich aus dem 14. Jahrhundert.

Jahrhundertelang wurde der Laubmischwald im Odenwald wie viele andere Wälder regelrecht ausgeräumt: Man holte Brenn- und Bauholz, rodete ihn zugunsten von Viehweiden, nutzte das Laub als Streu in den Ställen. Erst Anfang des 19. Jahrhunderts, als kaum noch ein erbärmlicher Rest dünner Birkenwäldchen übrig war, gingen die Forstleute mit der Anpflanzung von Nadelbäumen dagegen an. Die „Odenwälder Mischsaat" mit Kiefern, Lärchen und Fichten wurde zum festen Begriff. Nach den Stürmen wurden auch Laubbaumarten beigemischt, und zugunsten von Eiche und Kiefer auf die Fichte verzichtet. Heute kann man auf der etwa einstündigen Odenwaldlehrpfad-Runde um das Freilichtmuseum, die unweit von Walldürn in dem Weiler Gottersdorf am Dorfweiher beginnt, sehen, was daraus geworden ist. Und sich dabei unversehens alle paar Schritte in eine andere Baumart verlieben.

Die Birke war schon nach der letzten Eiszeit als Pionierin dabei. Sie wird nicht sonderlich alt, spielt im Odenwald aber alljährlich bei den Wallfahrten und an Fronleichnam eine ganz besondere Rolle. Dann säumt sie im Madonnenländchen den Weg der Gläubigen und steht sinnbildlich für das erwachende Leben ein – und im Wonnemonat Mai für die Herzensliebste.

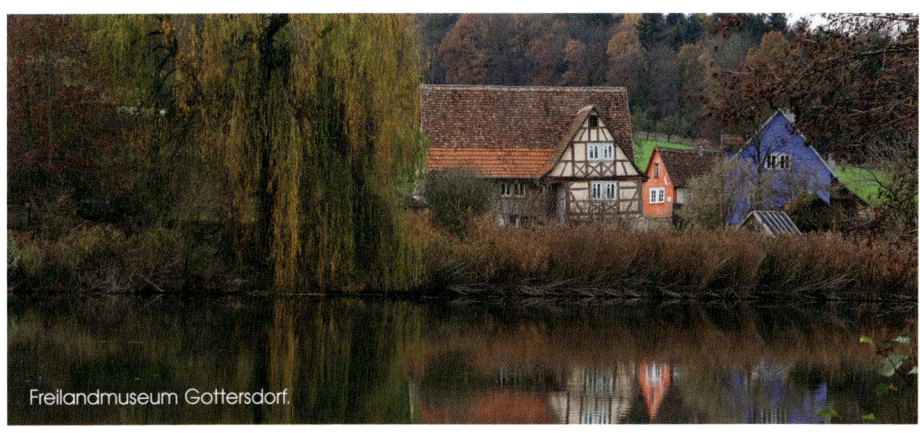

Freilandmuseum Gottersdorf.

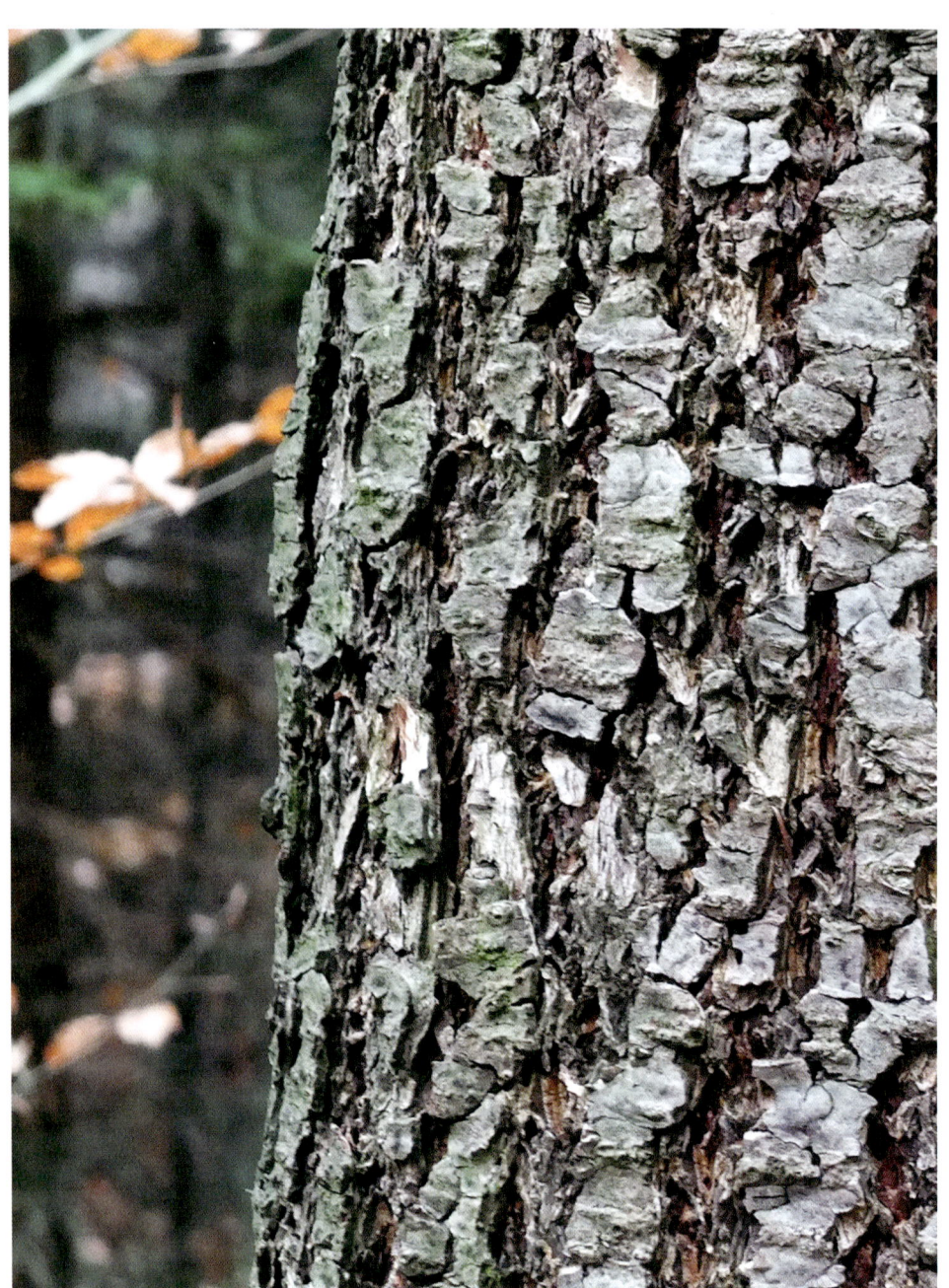
Die Douglasie erkennt man an der auffallenden Borke.

Im Wald geht es immer ums Miteinander

Aufmerksamkeit verdient die Douglasie. Hat man so einen Stamm schon mal gesehen? Fast metallisch glänzt die Borke am Stamm, die wie aufgesprungen wirkt. Insekten und andere Kleinstlebewesen fühlen sich dennoch nicht allzu wohl bei der „Zugezogenen", die vor etwa 150 Jahren aus Nordamerika eingeführt wurde. Und eben das spricht aus Sicht mancher Naturschützer ganz entschieden gegen sie: Die Douglasie mag zwar witterungsbeständiges Holz liefern und den Klimawandel besser vertragen als die Fichte, ist aber im Miteinander des Ökosystems Wald wenig hilfreich. Doch vieles spricht dafür, dass sich dieser Nadelbaum mit der herzförmigen Wurzel zum Zukunftsbaum der europäischen Wälder entwickelt.

Öffnen Sie Ihre Nasenflügel weit und konzentrieren Sie sich ganz auf Ihren Geruchssinn. Nach was riechen die Nadeln der Douglasie, wenn man sie zwischen den Fingern reibt? Gibt es etwas, was Sie mit diesem Geruch verbinden?

Zäh, genügsam und einfach nicht totzukriegen: So drastisch kann und muss man die Hainbuche beschreiben. Seit Jahrtausenden ist diese Odenwälderin eine treue Begleiterin der Eiche und wird seit jeher als Brennstoff genutzt. Was sie dabei immer wieder gerettet hat: Die Hainbuche schlägt leicht aus dem Stock aus und erneuert sich damit selbst. Das bedeutet: Sie muss nicht nachgepflanzt werden. Sie wächst einen guten Meter pro Jahr in die Höhe, und ihre Krone geht nach und nach bis zu 20,25 Meter in die Breite.

Eher selten hingegen ist die Wildkirsche, aus der die Süßkirsche gezüchtet wurde. Sie benötigt einen lichten, freien Standort im Wald. Wird ihr dieser gewährt, so revanchiert sie sich als großzügige Bienenweide mit weißen Blüten-Schaumkrönchen, die süßlich duften.

Recht robust und widerstandsfähig dagegen ist die Buche, die heimliche Herrscherin der hiesigen Wälder. Sie steht gemeinsam mit der Eiche für den Urwald im Odenwald. Zudem ist die Kiefer wieder heimisch geworden, obgleich diese immer wieder unterm Schnee im Winter leidet und sich an diese Last einfach nicht gewöhnen mag. Und wie man nun selbst so herumgeistert in diesem Oden-Wald, so hat sich womöglich ganz unbemerkt die eine oder andere gute Fee zumindest in Gedanken zu uns gesellt. Der Odenwald schafft es auf geheimnisvolle Weise, dass einem inwendig licht und leicht wird.

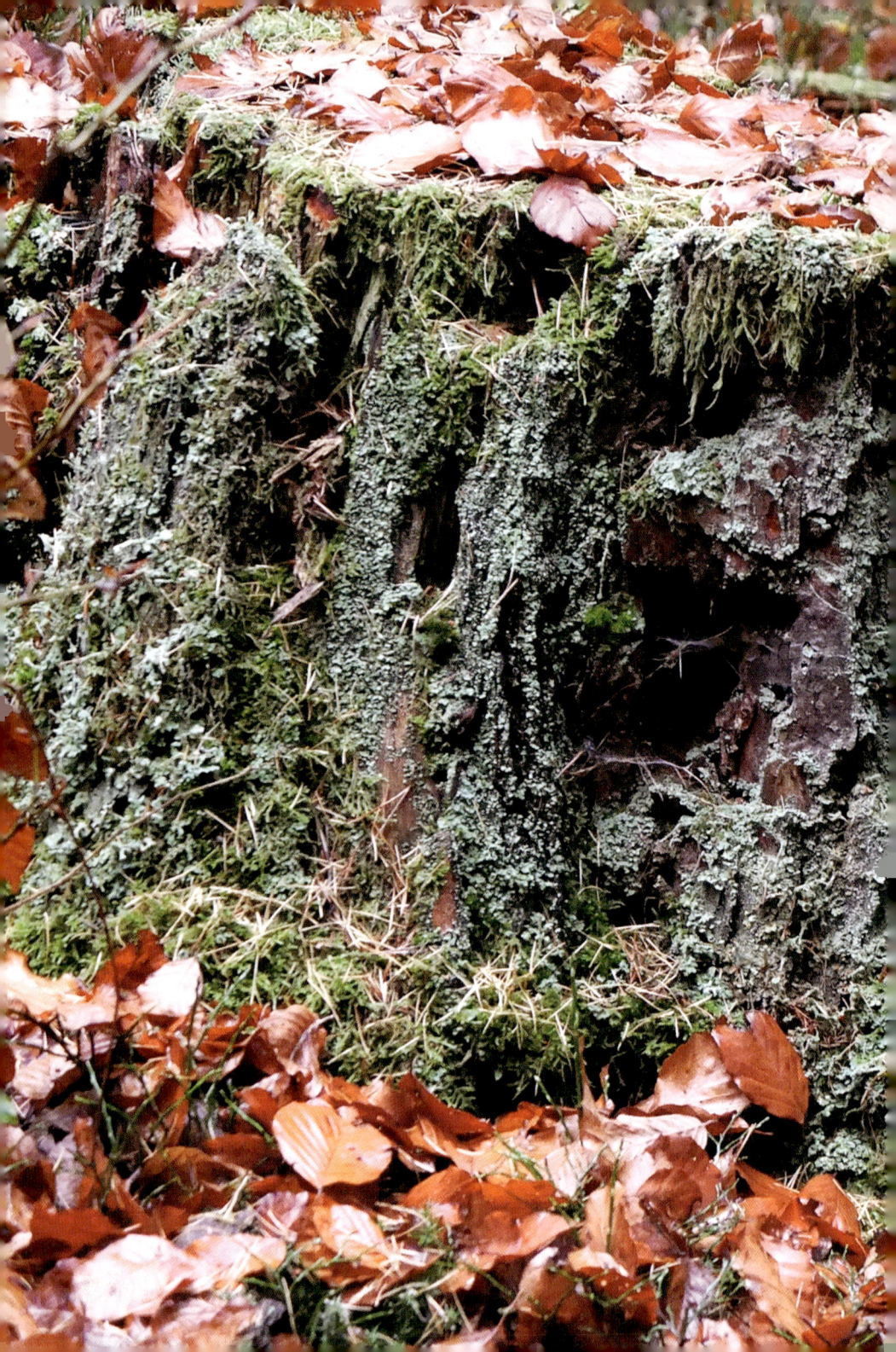

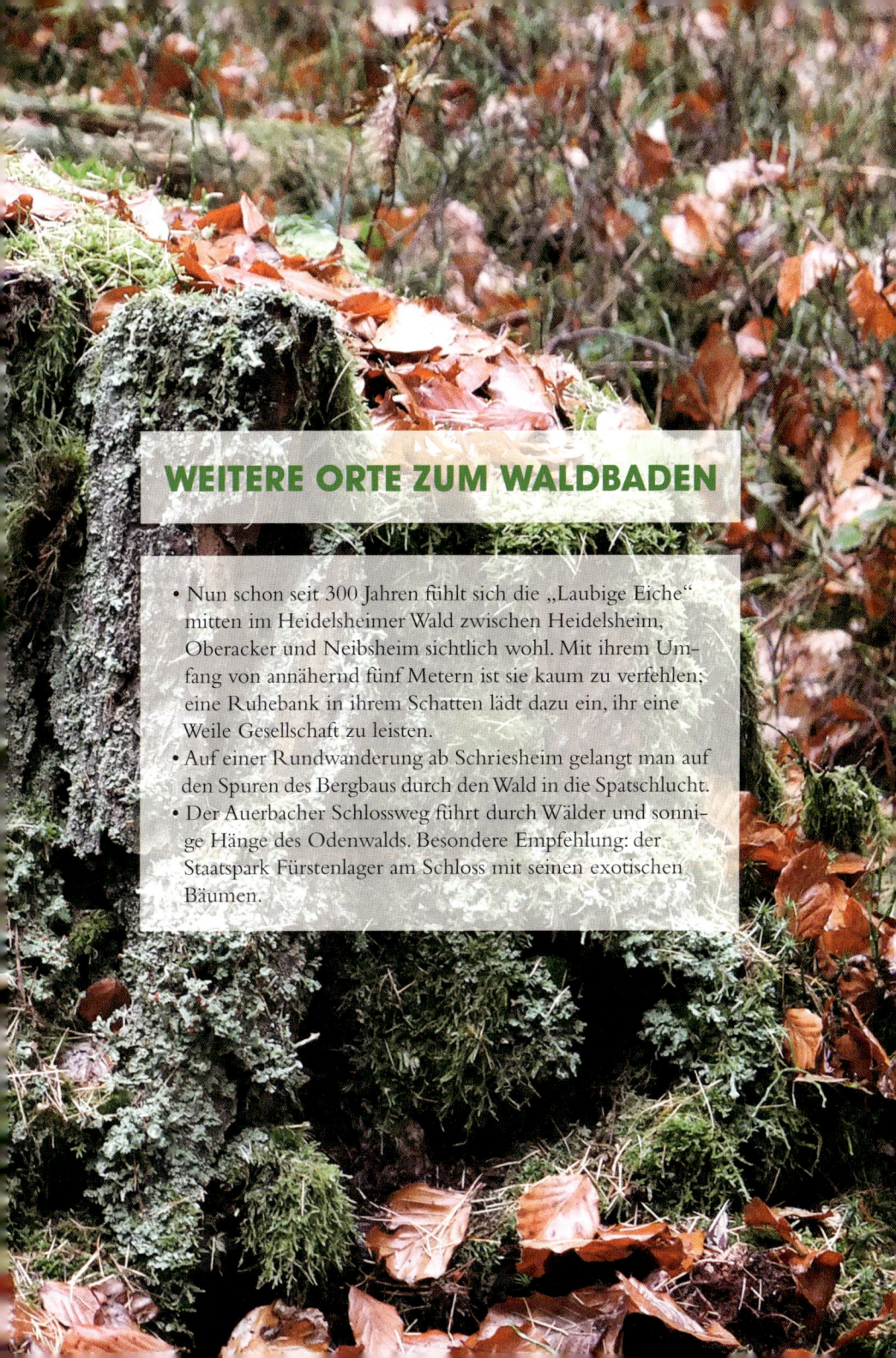

WEITERE ORTE ZUM WALDBADEN

- Nun schon seit 300 Jahren fühlt sich die „Laubige Eiche" mitten im Heidelsheimer Wald zwischen Heidelsheim, Oberacker und Neibsheim sichtlich wohl. Mit ihrem Umfang von annähernd fünf Metern ist sie kaum zu verfehlen; eine Ruhebank in ihrem Schatten lädt dazu ein, ihr eine Weile Gesellschaft zu leisten.
- Auf einer Rundwanderung ab Schriesheim gelangt man auf den Spuren des Bergbaus durch den Wald in die Spatschlucht.
- Der Auerbacher Schlossweg führt durch Wälder und sonnige Hänge des Odenwalds. Besondere Empfehlung: der Staatspark Fürstenlager am Schloss mit seinen exotischen Bäumen.

WEITERE INFORMATIONEN:

Bodensee und Oberschwaben
Die Drei-Länder-Region wird vorgestellt unter *www.bodensee.eu*
Auskünfte rund um den Hegau, den Untersee und Überlinger See finden sich hier: *www.bodenseewest.eu*
Konkrete Empfehlungen zum Bodanrück gibt es unter *www.der-bodensee.de/bodanrueck*
Exkursionen in die Hegauer Vulkanlandschaft werden angeboten unter *www.hegau.de*
Spezielle Wanderexerzitien offeriert dort *www.kloster-hegne.de*
Wissenswertes zum Pfrunger-Burgweiler Ried gibt es hier: *https://riedstiftung.de*
Eine eigene Website hat der Wackelwald bei Bad Buchau: *www.wackelwald.de*
Gleich nebenan liegt das Naturschutzzentrum Federsee: *www.nabu-federsee.de*

Rheinauen
Informationen gibt es direkt hinter dem Europapark Rust und vor dem Naturschutzgebiet Taubergießen: *www.naturzentrum-rheinauen.eu*
Die Rheinauen bei Rastatt werden hier vorgestellt: *www.rheinauen-rastatt.de*
Wissenswertes über die Rheinauen bei Karlsruhe vermittelt diese Website: *www.lebendige-rheinauen.de*

Schwarzwald
Zum Einstieg in die Walderkundung empfehlen sich die Seiten von *www.schwarzwaldverein.de* und *www.wanderservice-schwarzwald.de*
Unter www.hochschwarzwald.de stellen Touristiker der Region Tagesausflüge vor, die mitten in den Schwarzwald führen. Direkt zum Waldbaden geht es hier: *www.hochschwarzwald.de/waldbaden*
Bei Bad Wildbad wurde auf dem Sommerberg ein Waldbadezimmer eingerichtet: *www.bad-wildbad.de/waldbaden*. Bad Peterstal-Griesbach, *www.bad-peterstal-griesbach.de*, offeriert ein zweistündiges Waldbad entlang des Bachbetts der Wilden Rench am Wiensensteig unter fachkundiger Anleitung. Naturführerin Melanie Manns, *www.natur-wesen.com*, führt im Hochschwarzwald durch Bergwälder, die sie von klein auf kennt und verbindet das Waldbad mit Qi-Walking.

Schwäbische Alb
Zu einem virtuellen Überblick verhilft der Schwäbische Alb Tourismusverband e.V. unter *www.schwaebischealb.de*. Der Schwäbische Albverein e.V. ermöglicht mit seinen Wegzeichen zahllose individuelle Wanderungen und gibt spezielle Wandertipps unter *https://albverein.net*

Hilfreich außerdem: Auf *www.biosphaerengebiet-alb.de* zeigt ein Naturbeobachtungskalender, wann und wo ausgewählte Pflanzen, Insekten und Vögel gut zu beobachten sind. Unter *www.alb-guide.de* sind zertifizierte Landschaftsführer aufgeführt, die vom NABU Baden-Württemberg ausgebildet worden sind.
Am Münsinger Hausberg Beutenlay führt durch typische Albwälder ein Themenweg, auf dem man die Wacholderheiden, Schaf- und Waldweiden, Äcker und Wiesen dieser Region kennenlernen kann.

Kraichgau und Odenwald

Der Odenwaldklub setzt sich seit 1882 dafür ein, dass das Unterwegssein in dieser Region Abwechslung bringt und Freude macht. Dazu gibt es zahlreiche Wandervorschläge: *www.odenwaldklub.de*
Die Wald- und Weinregion Naturpark Stromberg-Heuchelberg wird im Naturparkzentrum Ehmetsklinge am Zaberfelder Stausee präsentiert und ist auch online unter *www.naturpark-stromberg-heuchelberg.de* zu finden.
Die Touristikgemeinschaft Odenwald ist Ansprechpartner für die Ferienregion Neckartal-Odenwald-Bauland und stellt etliche Touren vor, die sich auch zum individuellen Waldbaden eignen: *www.tg-odenwald.de*

Rund um Stuttgart

Der Naturpark Schönbuch hat seine Geschäftsstelle im Schloss in Bebenhausen und stellt sich unter *www.naturpark-schoenbuch.de* vor.

Schwäbischer Wald

Mitten auf dem Marktplatz Murrhardt hat das Naturparkzentrum Schwäbisch-Fränkischer Wald Informationen und Touren-Vorschläge parat. Einige davon finden sich auch unter *www.naturpark-sfw.de*. Die Fremdenverkehrsgemeinschaft Schwäbischer Wald e.V. in Waiblingen hat hier Informationen zusammengestellt:
www.schwaebischerwald.com
In der Hohenloher Region sind besondere Rundwege für ein meditatives Wandererlebnis ausgewiesen: *www.pfade-der-stille.de*. Weitere Tipps zum Walderlebnis dort findet man unter: *www.hohenlohe-schwaebischhall.de*

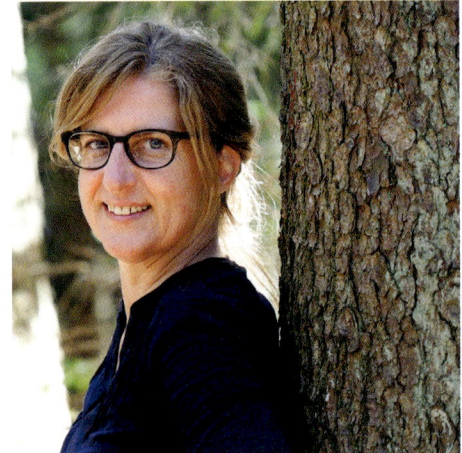

DIE AUTORIN

Annette Maria Rieger, Jahrgang 1971, ist im Schwarzwald aufgewachsen. Sie lebt als Journalistin, Pressefrau sowie Autorin („Die Gabe zu heilen. Von wegen Wunder", Klöpfer & Meyer Verlag) mit ihren Töchtern in Waldachtal bei Freudenstadt. Ihren Tag beginnt sie üblicherweise mit einer Runde durch den Wald, der gleich bei ihr vor der Haustür beginnt.
Aus den alltäglichen Morgenrunden abseits der Forstwege hat sich bei Annette Maria Rieger eine anhaltende Begeisterung für Bäume entwickelt. Auch nach Jahren der ‚Bekanntschaft' ist der heimatliche Wald für sie immer wieder Neuland, das es zu entdecken gilt. „Baden in Waldluft" bedeutet für sie ganz einfach: Sich inmitten von Bäumen mit allen Sinnen ergreifen zu lassen vom Leben im Wald.

Bei den Erkundungen zu diesem Buch im ganzen Land konnte Annette Maria Rieger auf viele sachkundige Waldführer, Begleiter und Weggefährten zählen. Heiko Fischer, Walter Trefz, Egon und Ulrike Bohnet, Anette Niethammer, Melanie Manns, Undine Löhfelm, Daniel Rieker, Oliver Reinhard, Hermann und Karla Kohlmus und vielen anderen herzlichen Dank dafür!